Nicole Franke

NBA und Pflegegrade

Praxishandbuch für die erfolgreiche Umsetzung
im Pflege- und Betreuungsprozess

VINCENTZ NETWORK

Bibliografische Information der Deutschen Nationalbibliothek

Die Deutsche Bibliothek verzeichnet diese Publikation in der Deutschen Nationalbibliografie; detaillierte bibliografische Daten sind im Internet über http://dnb.d-nb.de abrufbar.

Sämtliche Angaben und Darstellungen in diesem Buch entsprechen dem aktuellen Stand des Wissens und sind bestmöglich aufbereitet.

Der Verlag und der Autor können jedoch trotzdem keine Haftung für Schäden übernehmen, die im Zusammenhang mit Inhalten dieses Buches entstehen.

© VINCENTZ NETWORK, Hannover 2016

Besuchen Sie uns im Internet: www.altenpflege-online.net

Tttelbild: fotolia, riggsby (Bildmontage)
Druck: BWH GmbH, Hannover
Satz: Heidrun Herschel, Wunstorf

ISBN 978-3-86630-476-5

Nicole Franke

NBA und Pflegegrade

Praxishandbuch für die erfolgreiche Umsetzung
im Pflege- und Betreuungsprozess

Inhalt

	Einleitung	6
1	Vorwort	6
2	Wegweiser durch das Buch	7
3	Wichtige Hinweise/ Quellennachweise	9
	Danksagung	10

1	**Pflegebedürftigkeitsbegriff und Ermittlung des Grades der Pflegebedürftigkeit**	**11**
1.1	Alt und neu – was hat sich geändert?	11
1.2	Stichtag 01.01.2017 – wichtige Aspekte hinsichtlich der Umwandlung von Pflegestufen in Pflegegrade	16
1.3	Praxistipps – Ihre Strategie	17

2	**Die Pflegegrade**	**19**
2.1	Unterscheidung Hilfebedürftigkeit und Pflegebedürftigkeit	19
2.2	Einstufung Hilfebedürftigkeit und Pflegebedürftigkeit	20
2.3	Die 4-stufige Skala zur Beurteilung der Selbstständigkeit	21
2.4	Praxistipps und Formulierungshilfen	23
2.4.1	Anwendung der früheren Formen der Hilfe bei der Beschreibung bzw. Beurteilung der Selbstständigkeit	23
2.4.2	Zuordnung der Formen der Hilfe zu den Selbstständigkeitsbeurteilungen	28

3	**Die Pflegebegründende Diagnose**	**35**
3.1	Ermittlung der pflegebegründenden Diagnose durch die Begutachtungsinstanz	35
3.2	Häufige Fehlerquellen	35
3.3	Praxistipps und Formulierungshilfen	36

4	**Modul 1: Mobilität**	**37**
4.1	Auszug aus dem Gutachten	37
4.2	Beschreibung des Moduls und Formulierungshilfen	38
4.3	Bewertung des Moduls	43
4.4	Mögliche Fehler, deren Konsequenzen und Vorbeugung	44

5	**Modul 2: Kognitive und kommunikative Fähigkeiten**	**45**
5.1	Auszug aus dem Gutachten	45
5.2	Beschreibung des Moduls und Formulierungshilfen	47
5.3	Bewertung des Moduls	60
5.4	Mögliche Fehler, deren Konsequenzen und Vorbeugung	61

6	**Modul 3: Verhaltensweisen und psychische Problemlagen**	**62**
6.1	Auszug aus dem Gutachten	62
6.2	Beschreibung des Moduls und Formulierungshilfen	63
6.3	Bewertung des Moduls	71
6.4	Mögliche Fehler, deren Konsequenzen und Vorbeugung	72

7	**Modul 4: Selbstversorgung**	**75**
7.1	Auszug aus dem Gutachten	75
7.2	Beschreibung des Moduls und Formulierungshilfen	77
7.3	Bewertung des Moduls	96
7.4	Mögliche Fehler, deren Konsequenzen und Vorbeugung	97

8	**Modul 5: Umgang mit krankheits- und therapiebedingten Anforderungen**	**98**
8.1	Auszug aus dem Gutachten	98
8.2	Beschreibung des Moduls und Formulierungshilfen	100
8.3	Bewertung des Moduls	108
8.4	Mögliche Fehler, deren Konsequenzen und Vorbeugung	109

9	**Modul 6: Gestaltung des Alltagslebens und soziale Kontakte**	**114**
9.1	Auszug aus dem Gutachten	114
9.2	Beschreibung des Moduls und Formulierungshilfen	115
9.3	Bewertung des Moduls	122
9.4	Mögliche Fehler, deren Konsequenzen und Vorbeugung	123

10	**Module der Hilfebedürftigkeit**	**124**
10.1	Modul 7 – Außerhäusliche Aktivitäten	124
10.1.1	Auszug aus dem Gutachten	124
10.1.2	Beschreibung des Moduls 7 und Formulierungshilfen	126
10.2	Modul 8 – Haushaltsführung	129
10.2.1	Auszug aus dem Gutachten	129
10.2.2	Beschreibung des Moduls 8 und Formulierungshilfen	130
10.3	Bewertung der Module	137
10.4	Mögliche Fehler, deren Konsequenzen und Vorbeugung	138
11	**Drei Kardinalfehler in der Praxis, die zu Fehleinstufungen führen können**	**139**
11.1	Kardinalfehler 1: Unzureichende Darlegung von Fähigkeiten und Beeinträchtigungen in der Pflegedokumentation	140
11.2	Kardinalfehler 2: Unzureichende Darlegung von Fassadenverhalten	142
11.3	Kardinalfehler 3: Unzureichende Darlegung von unterschiedlichen Tagesformen	142

12	**Das Bewertungssystem**	**145**
12.1	Gesamtbewertungssystem	145
12.2	Pflegegrad 5 und besondere Bedarfskonstellationen	147
13	**Integration in den Pflegeprozess**	**148**
13.1	Zuordnung des NBA zur SIS	148
13.2	Zuordnung des NBA zu den AEDL's	149
13.3	Vorgehen bei der Integration in SIS bzw. AEDL's	150
14	**Integration in das Gesamtsystem**	**152**
14.1	NBA-Projektmanagement – Übersicht	152
14.2	NBA-Projektmanagement – Einzelschritte	153
	Die Autorin	**158**

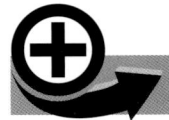

Jetzt Code scannen und mehr bekommen …

http://www.altenpflege-online.net/bonus

Ihr exklusiver Bonus an Informationen!

Ergänzend zu diesem Buch bietet Ihnen *Altenpflege* Bonus-Material zum Download an. Scannen Sie den QR-Code oder geben Sie den Buch-Code unter www.altenpflege-online.net/bonus ein und erhalten Sie Zugang zu Ihren persönlichen kostenfreien Materialien!

Buch-Code: AH2312D

Einleitung

Hinweis: Aus Gründen der besseren Lesbarkeit wird auf die gleichzeitige Verwendung männlicher und weiblicher Sprachformen verzichtet. Sämtliche Personenbezeichnungen gelten gleichwohl für beiderlei Geschlecht.

1 Vorwort

Die Überarbeitung des Pflegebedürftigkeitsbegriffs mit Anwendung des Neuen Begutachtungs-Assessments (NBA) und die Überleitung der Pflegestufen in Pflegegrade zum 01.01.2017 stellt die Pflege vor neue und große Herausforderungen.

Der neue Pflegebedürftigkeitsbegriff bzw. das NBA erfasst den Menschen in seiner Ganzheit, was im Vergleich zum bisherigen Einstufungssystem als äußerst positiv zu werten ist. Die Selbstständigkeit und die Fähigkeiten sämtlicher Lebensbereiche werden differenziert hinterfragt und bewertet. Die neuen „weichen Begrifflichkeiten" bergen jedoch auch eine sehr große Gefahr von Fehleinschätzungen. Dies wird oftmals noch dadurch verstärkt, dass sich der Pflegebedürftige während der Begutachtung in der Regel in seiner besten Tagesform befindet. Zeigt sich dann beispielsweise auch noch ausgeprägtes Fassadenverhalten, besteht ein erhebliches Risiko, dass bezüglich der noch bestehenden Fähigkeiten bzw. der Beeinträchtigungen ein falscher Eindruck im Rahmen der Begutachtungen entstehen kann, wodurch Fehleinstufungen nicht auszuschließen sind.

Durch das gleichzeitig sehr komplexe System des NBA werden die Anforderungen an die Mitarbeiter erheblich steigen. Daher kommt der Aussagekraft der Pflegedokumentation und der fachlich kompetenten Argumentation in Begutachtungssituationen sowie der überzeugenden Gesprächsführung der Pflegekräfte ein noch höherer Stellenwert bei Einstufungen in die Pflegegrade zu, als bisher.

Auf der sicheren Seite und bestens gerüstet für die Zukunft ...

... bereiten Sie sich jetzt schon vor

Um die Weichen für die Überleitung von Pflegestufen in die Pflegegrade richtig und erfolgreich zu stellen, sollten Sie sich bereits jetzt schon intensiv mit Ihrer strategischen Planung und damit auch mit den Inhalten des neuen Pflegebedürftigkeitsbegriffs bzw. des NBA und daraus resultierenden Anforderungen und Änderungen, auseinanderzusetzen.

... aus der Praxis – für die Praxis

Dieses Buch unterstützt Sie in Form eines praktischen Handlungsleitfadens umfassend dabei

> sich mit dem neuen Pflegebedürftigkeitsbegriff und den daraus resultierenden Änderungen und Konsequenzen auseinanderzusetzen und sich für die richtigen Strategien zu entscheiden

> das NBA in seiner Komplexität kennenzulernen und unter Berücksichtigung Ihrer individuellen Einrichtungsbedürfnisse in die eigenen Systeme zu implementieren

> relevante Aspekte aussagekräftig in die Pflegeprozesse Ihrer Kunden zu integrieren und damit bestens für die Zukunft gerüstet zu sein

> eine erfolgreiche Grundlage für die Überleitung von Pflegestufen in Pflegegrade zu schaffen und damit eine **optimale Qualität Ihrer Leistungen und Wirtschaftlichkeit** zu **sichern**

2 Wegweiser durch das Buch

Das Buch gliedert sich in 14 Kapitel, welche Sie in verständlicher und praxisnaher Art durch die Anforderungen des NBA führen.

Kapitel 1 stellt die Änderungen durch den neuen Pflegebedürftigkeitsbegriff übersichtlich dar. Sie erhalten umfassende Praxistipps hinsichtlich einer möglichen Strategie der Implementierung der Anforderungen des NBA mit beispielhaftem zeitlichem Ablauf.

In **Kapitel 2** erhalten Sie konkrete Informationen hinsichtlich der Unterscheidung von Hilfebedürftigkeit und Pflegebedürftigkeit. Zudem erfolgt die Vorstellung der neuen übergeordneten 4-stufigen Skala zur Beurteilung der Selbstständigkeit. Sie erhalten umfassende Praxistipps, unter anderem auch dazu, wie Sie Ihre bisherige Dokumentationsform und Formulierungsart, z. B. in den meisten Einrichtungen anhand der Formen der Hilfe nach § 14 SGB XI nach dem alten Pflegebedürftigkeitsbegriff, komplett im neuen NBA System auf einfache und praxisorientierte Weise integrieren können. D. h. Sie erhalten eine Handlungsanleitung dafür, wie Sie systematisch und erfolgreich auf Ihrem bisherigen Dokumentationssystem bzw. Formulierungsart aufbauen können. Dieses Kapitel enthält des Weiteren zahlreiche Formulierungshilfen, weist Sie aber auch auf mögliche Fehlerquellen und Risiken hin und stellt entsprechende Vorbeugungsmaßnahmen dar.

In **Kapitel 3** erhalten Sie wichtige Praxistipps zum Umgang mit pflegebegründenden Diagnosen, ebenfalls mit Darstellungs- und Formulierungshilfen.

Die **Kapitel 4 bis 9** greifen die sechs Module des NBA zur Bestimmung der Pflegebedürftigkeit auf und führen Sie wie mit einem roten Faden systematisch durch die Anforderungen der Einzelmodule, mündend in konkreten Formulierungsbeispielen für die Pflegedokumentation. Zudem werden Ihnen in allen einzelnen Kapiteln modulbezogene mögliche Fehlerquellen und Risiken, die zu Fehleinschätzungen und damit zu Fehleinstufungen in die Pflegegrade führen können, sowie dies bezügliche Vorbeugungsmaßnahmen aufgezeigt.

Das **Kapitel 10** führt Sie durch die zwei Module der Hilfebedürftigkeit und mündet ebenfalls in konkreten Formulierungsbeispielen.

Im **Kapitel 11** werden die drei Kardinalfehler in der Praxis aufgezeigt, die ein hohes Risiko von Fehleinschätzungen und damit Fehleinstufungen bergen. Sie erhalten wertvolle Praxistipps, worauf Sie hinsichtlich der Aussagekraft in der Pflegedokumentation achten und wie Sie mit Fassadenverhalten und der Darstellung unterschiedlicher Tagesformen umgehen sollten.

Das **Kapitel 12** stellt anschaulich das Gesamtbewertungssystem sowie die Merkmale des Pflegegrads 5 mit besonderen Bedarfskonstellationen dar.

Im **Kapitel 13** finden Sie eine Übersicht, wie die Integration der einzelnen Module des NBA konkret in Ihr System erfolgen kann. Dies wird an den Beispielen der SIS und der AEDL's dargestellt.

Das **Kapitel 14** zeigt Ihnen übersichtlich im Sinne eines systematischen Vorgehens die einzelnen Schritte zur Gesamtintegration des NBA in Ihre bestehenden Systeme auf und gibt Anregungen zum NBA-Projektmanagement.

Ich wünsche Ihnen nun reichlich Freude beim Lesen und viel Erfolg bei der praxisnahen Implementierung der Anforderungen des NBA in Ihr System.

Ihre Nicole Franke

Folgende Symbole begleiten Sie – Ihr roter Faden durch mein Buch

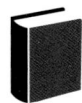

Abschnitte, die mit diesem Symbol gekennzeichnet sind, weisen Sie darauf hin, dass die Inhalte aus einer bzw. mehrerer der nachfolgenden Quellen stammen:

> Umsetzungsbericht des Beirats zur Überprüfung des Pflegebedürftigkeitsbegriffs (Bundesministerium für Gesundheit, Mai 2009)

> Schriftenreihe Modellprogramm zur Weiterentwicklung der Pflegeversicherung Band 2 – „Das neue Begutachtungsinstrument zur Feststellung von Pflegebedürftigkeit" (GKV Spitzenverband 2011)

> Bericht des Expertenbeirats zur konkreten Ausgestaltung des neuen Pflegebedürftigkeitsbegriffs (27. Juni 2013)

> Praktikabilitätsstudie zur Einführung des Neuen Begutachtungsassessments zur Feststellung der Pflegebedürftigkeit nach dem SGB XI; Modellprojekt zur Weiterentwicklung der Pflegeversicherung nach §8 Abs. 3 SGB XI (MDS, Abschlussbericht April 2015)

> Kabinettsentwurf eines Zweiten Gesetzes zur Stärkung der pflegerischen Versorgung und zur Änderung weiterer Vorschriften (Gesetzesentwurf der Bundesregierung August 2015)

Nachdem sich die inhaltlichen Aussagen überwiegend „überlappen", ausgenommen es haben sich im Kabinettsentwurf Änderungen ergeben, wird darauf verzichtet die o. g. Quellen in den einzelnen Abschnitten ständig wiederholend komplett aufzuführen, stattdessen wurde das Symbol „Gesetzbuch" gewählt.

Dieses Symbol macht Sie auf Formulierungshilfen aufmerksam, die Sie bei der Integration der NBA-Anforderungen in die Pflegedokumentationssysteme Ihrer Kunden unterstützen sollen. Sämtliche Formulierungshilfen wurden ausschließlich von der Autorin selbst erstellt; es wurden dabei keine weiteren Quellen genutzt.

Dieses Symbol weist Sie auf mögliche Fehlerquellen und Risiken hin, die zu Fehleinschätzungen und Fehlbeurteilungen und damit zu Fehleinstufungen in die Pflegegrade führen können

Ziel dieses Symbols ist es, anhand konkreter Beispiele, mögliche Fehlerquellen und Risiken, die zu Fehleinschätzungen und Fehlbeurteilungen und damit zu einer Fehleinstufung in die Pflegegrade führen können, im eigenen System zu erkennen, ggf. bestehende Optimierungsbedarfe zu reflektieren und konkrete Verbesserungsmaßnahmen einzuleiten.

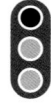

Dieses Symbol macht Sie darauf aufmerksam, dass der Bedarf einer Maßnahmeninitiierung zu hinterfragen ist bzw. welche Maßnahmen konkret zur Sicherstellung der Zielerreichung bzw. Vermeidung eines Fehlers notwendig sind, d. h. nun müssen Sie aktiv werden und handeln.

Alle weiteren Inhalte dieses Buches, die sich nicht auf oben genannte Quellen beziehen bzw. sich aus diesen ableiten und nicht mit dem Symbol des „Gesetzbuches" gekennzeichnet sind (z. B. Formulierungshilfen, Praxistipps, Fehlerquellen, Vorbeugungsmaßnahmen, Darstellungsbeispiele), sind komplett und alleinig von der Autorin selbst erstellt. Es wurden keine weiteren Quellen hinzugezogen.

3 Wichtige Hinweise/Quellennachweise

Die Autorin hat große Sorgfalt darauf verwandt, die Inhalte des Buches nach dem aktuellsten Stand der derzeit verfügbaren Quellen zum neuen Pflegebedürftigkeitsbegriff/NBA zu erarbeiten:

> Umsetzungsbericht des Beirats zur Überprüfung des Pflegebedürftigkeitsbegriffs (Bundesministerium für Gesundheit, Mai 2009)

> Schriftenreihe Modellprogramm zur Weiterentwicklung der Pflegeversicherung Band 2 – „Das neue Begutachtungsinstrument zur Feststellung von Pflegebedürftigkeit" (GKV Spitzenverband 2011)

> Bericht des Expertenbeirats zur konkreten Ausgestaltung des neuen Pflegebedürftigkeitsbegriffs (27. Juni 2013)

> „Praktikabilitätsstudie zur Einführung des Neuen Begutachtungsassessments zur Feststellung der Pflegebedürftigkeit nach dem SGB XI"; Modellprojekt zur Weiterentwicklung der Pflegeversicherung nach § 8 Abs. 3 SGB XI (MDS, Abschlussbericht April 2015)

> Kabinettsentwurf eines Zweiten Gesetzes zur Stärkung der pflegerischen Versorgung und zur Änderung weiterer Vorschriften (Gesetzesentwurf der Bundesregierung August 2015)

Im Vergleich der verschiedenen Quellen, hier insbesondere der Schriftenreihe Modellprogramm zur Weiterentwicklung der Pflegeversicherung Band 2 – „Das neue Begutachtungsinstrument zur Feststellung von Pflegebedürftigkeit" mit dem Kabinetts-Entwurf zum PSG II, zeigten sich vereinzelte Unterschiede, z. B. in den Bezeichnungen der Verrichtungen, der Höhe der Punktevergabe usw., was auch in den jeweiligen Kapiteln entsprechend dargelegt wird. Diese Unterschiede resultieren insbesondere aus den Evaluationsergebnissen des NBA. Diesbezüglich wird in diesem Buch der aktuelle Stand gemäß Kabinettsentwurf zum PSG II vom August 2015 zu Grunde gelegt bzw. in entsprechenden Kapiteln darauf hingewiesen.

Seitens der Autorin wird ausdrücklich darauf verwiesen, dass es mit abschließender Verabschiedung des Gesetzes, welches sich zum Zeitpunkt der Erstellung dieses Buches noch in der Entwurfsphase befand und mit Veröffentlichung der sich derzeit in der Erarbeitung befindlichen Begutachtungsrichtlinien, noch zu Änderungen kommen kann.

Danksagung

Mein ausdrücklicher Dank gilt Herrn Steve Schrader und Herrn Klaus Mencke, Vincentz Network, die mir das Schreiben dieses Buches überhaupt ermöglicht haben.

Zudem danke ich dem MDS, für die sehr freundliche Beantwortung vereinzelter Fragen.

Mein ganz besonderer Dank gilt zudem meinem wundervollen Mann Josef Franke, der mich in der intensiven Zeit der Bucherstellung ganz hervorragend unterstützt und mir mit der Erstellung der Grafiken und Tabellen zugearbeitet hat und mir bei allen Fragen und Problemen der EDV helfend zur Seite stand.

Auch gilt mein Dank unserem lieben Freund Prof. Dr. Peter Meyer, der meine Formulierungen vereinzelt immer wieder kritisch hinterfragt und so zu einer weiteren Optimierung beigetragen hat.

1 Pflegebedürftigkeitsbegriff und Ermittlung des Grades der Pflegebedürftigkeit

1.1 Alt und neu – was hat sich geändert?

... aus dem Kabinettsentwurf eines Zweiten Pflegestärkungsgesetzes – Gesetzesentwurf der Bundesregierung –

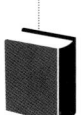

Neue Definition: § 14 SGB XI – Begriff der Pflegebedürftigkeit

(1) Pflegebedürftig im Sinne dieses Buches sind Personen, die gesundheitlich bedingte Beeinträchtigungen der Selbständigkeit oder der Fähigkeiten aufweisen und deshalb der Hilfe durch andere bedürfen. Es muss sich um Personen handeln, die körperliche, kognitive oder psychische Beeinträchtigungen oder gesundheitlich bedingte Belastungen oder Anforderungen nicht selbständig kompensieren oder bewältigen können. Die Pflegebedürftigkeit muss auf Dauer, voraussichtlich für mindestens sechs Monate, und mit mindestens der in § 15 festgelegten Schwere bestehen.

(2) Maßgeblich für das Vorliegen von gesundheitlich bedingten Beeinträchtigungen der Selbständigkeit oder der Fähigkeiten sind die in den folgenden sechs Bereichen genannten pflegefachlich begründeten Kriterien:

1. Mobilität: Positionswechsel im Bett, Halten einer stabilen Sitzposition, Umsetzen, Fortbewegen innerhalb des Wohnbereichs, Treppensteigen;

2. kognitive und kommunikative Fähigkeiten: Erkennen von Personen aus dem näheren Umfeld, örtliche Orientierung, zeitliche Orientierung, Erinnern an wesentliche Ereignisse oder Beobachtungen, Steuern von mehrschrittigen Alltagshandlungen, Treffen von Entscheidungen im Alltagsleben, Verstehen von Sachverhalten und Informationen, Erkennen von Risiken und Gefahren, Mitteilen von elementaren Bedürfnissen, Verstehen von Aufforderungen, Beteiligen an einem Gespräch;

3. Verhaltensweisen und psychische Problemlagen: motorisch geprägte Verhaltensauffälligkeiten, nächtliche Unruhe, selbstschädigendes und autoaggressives Verhalten, Beschädigen von Gegenständen, physisch aggressives Verhalten gegenüber anderen Personen, verbale Aggression, andere pflegerelevante vokale Auffälligkeiten, Abwehr pflegerischer und anderer unterstützender Maßnahmen, Wahnvorstellungen, Ängste, Antriebslosigkeit bei depressiver Stimmungslage, sozial inadäquate Verhaltensweisen, sonstige pflegerelevante inadäquate Handlungen;

4. Selbstversorgung: Waschen des vorderen Oberkörpers, Körperpflege im Bereich des Kopfes, Waschen des Intimbereichs, Duschen und Baden einschließlich Waschen der Haare, An- und Auskleiden des Oberkörpers, An- und Auskleiden des Unterkörpers, mundgerechtes Zubereiten der Nahrung und Eingießen von Getränken, Essen, Trinken, Benutzen einer Toilette oder eines Toilettenstuhls, Bewältigen der Folgen einer Harninkontinenz und Umgang mit Dauerkatheter und Urostoma, Bewältigen der Folgen einer Stuhlinkontinenz und Umgang mit Stoma, Besonderheiten bei Sondenernährung, Besonderheiten bei parenteraler Ernährung, bestehen gravierender Probleme bei der Nahrungsaufnahme bei Kindern bis zu 18 Monaten, die einen außergewöhnlich pflegeintensiven Hilfebedarf auslösen;

5. Bewältigung von und selbständiger Umgang mit krankheits- oder therapiebedingten Anforderungen und Belastungen:
a) in Bezug auf Medikation, Injektionen, Versorgung intravenöser Zugänge, Absaugen und Sauerstoffgabe, Einreibungen sowie Kälte- und Wärmeanwendungen,

Messung und Deutung von Körperzuständen, körpernahe Hilfsmittel,
b) in Bezug auf Verbandswechsel und Wundversorgung, Versorgung mit Stoma,
regelmäßige Einmalkatheterisierung und Nutzung von Abführmethoden, Therapiemaßnahmen
in häuslicher Umgebung
c) in Bezug auf zeit- und technikintensive Maßnahmen in häuslicher Umgebung,
Arztbesuche, Besuche anderer medizinischer oder therapeutischer Einrichtungen,
zeitlich ausgedehnte Besuche medizinischer oder therapeutischer
Einrichtungen, Besuch von Einrichtungen zur Frühförderung bei Kindern sowie
d) in Bezug auf das Einhalten einer Diät oder anderer krankheits- oder therapiebedingter
Verhaltensvorschriften;

6. Gestaltung des Alltagslebens und sozialer Kontakte: Gestaltung des Tagesablaufs und Anpassung an Veränderungen, Ruhen und Schlafen, Sich beschäftigen, Vornehmen von in die Zukunft gerichteter Planungen, Interaktion mit Personen im direkten Kontakt, Kontaktpflege zu Personen außerhalb des direkten Umfelds.

(3) Beeinträchtigungen der Selbständigkeit oder der Fähigkeiten, die dazu führen, dass die Haushaltsführung nicht mehr ohne Hilfe bewältigt werden kann, werden bei den Kriterien der in Absatz 2 genannten Bereiche berücksichtigt.

... das heißt zusammenfassend:

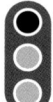

- Pflegebedürftig sind Personen, die gesundheitlich bedingte *Beeinträchtigungen der Selbstständigkeit und Fähigkeiten* aufweisen und deshalb der Hilfe durch andere bedürfen.

- Es muss sich um Personen handeln, die körperliche, kognitive oder psychische Belastungen oder gesundheitlich bedingte Belastungen oder Anforderungen nicht selbstständig kompensieren oder bewältigen können.

- Die Pflegebedürftigkeit muss auf Dauer, voraussichtlich für mindestens 6 Monate, bestehen.

Aus Pflegestufen werden Pflegegrade

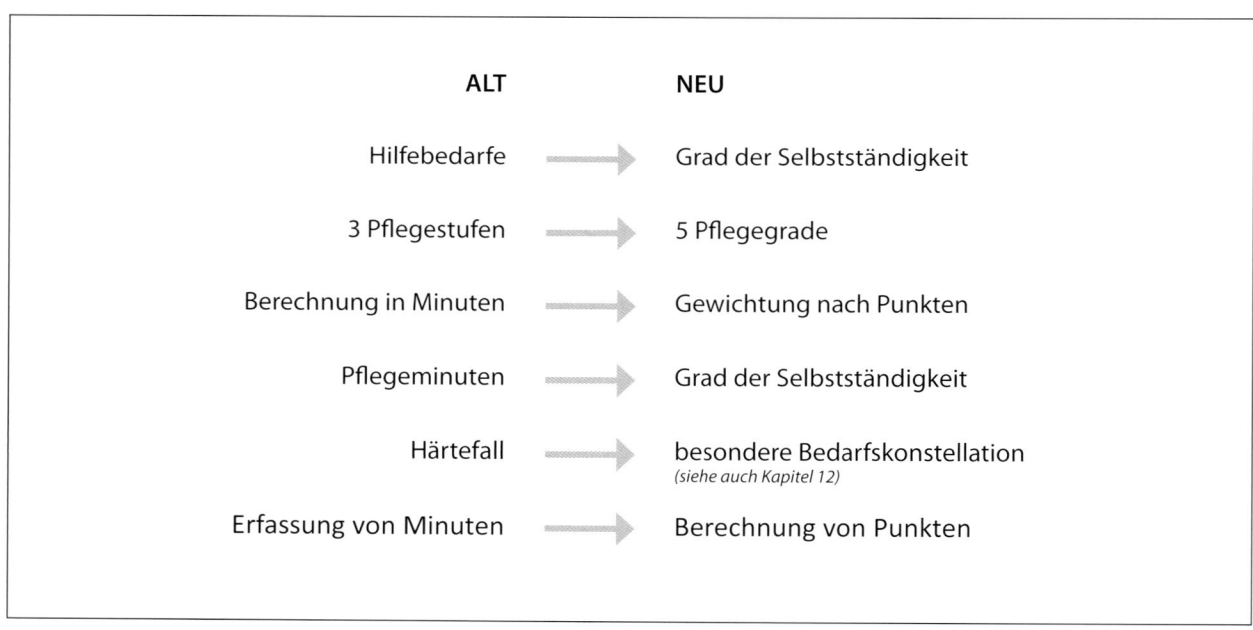

ALT	NEU
Hilfebedarfe	Grad der Selbstständigkeit
3 Pflegestufen	5 Pflegegrade
Berechnung in Minuten	Gewichtung nach Punkten
Pflegeminuten	Grad der Selbstständigkeit
Härtefall	besondere Bedarfskonstellation *(siehe auch Kapitel 12)*
Erfassung von Minuten	Berechnung von Punkten

Daraus ergibt sich ein neuer Maßstab in der Begutachtung – im Vordergrund stehen:

> der Grad der Selbständigkeit bei der Durchführung von Aktivitäten bzw. Gestaltung der Lebensbereiche

> Erfassung der Einbußen in der Selbstständigkeit mit daraus resultierender Abhängigkeit von personeller Hilfe

> umfassendere Sicht: nicht nur auf die Verrichtungen der Grundpflege, sondern in allen relevanten Bereichen der elementaren Lebensführung

> die Ressourcen stehen im Vordergrund – was kann jemand? was kann jemand nicht?

§ 14 SGB XI

ALT	NEU
Hilfebedarf bei den gewöhnlichen und regelmäßig wiederkehrende Verrichtungen in den Bereichen:	Gesundheitliche Beeinträchtigungen der Selbstständigkeit und Abhängigkeit von personeller Hilfe in den Modulen:

> **ALT**
> Körperpflege
> Ernährung
> Mobilität
> Hauswirtschaftliche Versorgung

> **NEU**
> Modul 1: Mobilität
> Modul 2: Kognitive und kommunikative Fähigkeiten
> Modul 3: Verhaltensweisen und psychische Problemlagen
> Modul 4: Selbstversorgung
> Modul 5: Umgang mit krankheits-/thera-piebedingten Anforderungen und Belastungen
> Modul 6: Gestaltung des Alltagslebens und soziale Kontakte

Die Module 7 Außerhäusliche Aktivitäten und 8 Haushaltsführung definieren die Hilfebedürftigkeit.

... aus dem Kabinettsentwurf eines Zweiten Pflegestärkungsgesetzes – Gesetzesentwurf der Bundesregierung –

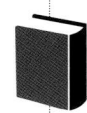

Neue Definition:
§ 15 SGB XI – Ermittlung des Grades der Pflegebedürftigkeit, Begutachtungsinstrument

(1) Pflegebedürftige erhalten nach der Schwere der Beeinträchtigungen der Selbständigkeit oder der Fähigkeiten einen Grad der Pflegebedürftigkeit (Pflegegrad). Der Pflegegrad wird mithilfe eines pflegefachlich begründeten Begutachtungsinstruments ermittelt.

(2) Das Begutachtungsinstrument ist in sechs Module gegliedert, die den sechs Bereichen in § 14 Absatz 2 entsprechen. In jedem Modul sind für die in den Bereichen genannten Kriterien die in Anlage 1 dargestellten Kategorien vorgesehen. Die Kategorien stellen die in ihnen zum Ausdruck kommenden verschiedenen Schweregrade der Beeinträchtigungen der Selbständigkeit oder der Fähigkeiten dar. Den Kategorien werden in Bezug auf die

einzelnen Kriterien pflegefachlich fundierte Einzelpunkte zugeordnet, die aus Anlage 1 ersichtlich sind. In jedem Modul werden die jeweils erreichbaren Summen aus Einzelpunkten nach den in der Anlage 2 festgelegten Punktbereichen gegliedert. Die Summen der Punkte werden nach den in ihnen zum Ausdruck kommenden Schweregraden der Beeinträchtigungen der Selbständigkeit oder der Fähigkeiten

wie folgt bezeichnet:

1. Punktbereich 0: keine Beeinträchtigungen der Selbständigkeit oder der Fähigkeiten,

2. Punktbereich 1: geringe Beeinträchtigungen der Selbständigkeit oder der Fähigkeiten,

3. Punktbereich 2: erhebliche Beeinträchtigungen der Selbständigkeit oder der Fähigkeiten,

4. Punktbereich 3: schwere Beeinträchtigungen der Selbständigkeit oder der Fähigkeiten und

5. Punktbereich 4: schwerste Beeinträchtigungen der Selbständigkeit oder der Fähigkeiten.

Jedem Punktbereich in einem Modul werden unter Berücksichtigung der in ihm zum Ausdruck kommenden Schwere der Beeinträchtigungen der Selbständigkeit oder der Fähigkeiten sowie der folgenden Gewichtung der Module die in der Anlage 2 festgelegten, gewichteten Punkte zugeordnet. Die Module des Begutachtungsinstruments werden wie folgt gewichtet:

1. Mobilität mit 10 Prozent,

2. kognitive und kommunikative Fähigkeiten sowie Verhaltensweisen und psychische Problemlagen zusammen mit 15 Prozent,

3. Selbstversorgung mit 40 Prozent,

4. Bewältigung von und selbständiger Umgang mit krankheits- oder therapiebedingten Anforderungen und Belastungen mit 20 Prozent,

5. Gestaltung des Alltagslebens und sozialer Kontakte mit 15 Prozent.

(3) Zur Ermittlung des Pflegegrads sind die bei der Begutachtung festgestellten Einzelpunkte in jedem Modul zu addieren und dem in der Anlage 1 festgelegten Punktbereich sowie den sich daraus ergebenden gewichteten Punkten zuzuordnen. Den Modulen 2 und 3 ist ein gemeinsamer gewichteter Punkt zuzuordnen, der aus den höchsten gewichteten Punkten entweder des Moduls 2 oder des Moduls 3 besteht. Aus den gewichteten Punkten aller Module sind durch Addition die Gesamtpunkte zu bilden. Auf der Basis der erreichten Gesamtpunkte sind pflegebedürftige Personen in einen der nachfolgenden Pflegegrade einzuordnen:

1. ab 12,5 bis unter 27 Gesamtpunkten in den Pflegegrad 1: geringe Beeinträchtigungen der Selbständigkeit oder der Fähigkeiten,

2. ab 27 bis unter 47,5 Gesamtpunkten in den Pflegegrad 2: erhebliche Beeinträchtigungen der Selbständigkeit oder der Fähigkeiten,

3. ab 47,5 bis unter 70 Gesamtpunkten in den Pflegegrad 3: schwere Beeinträchtigungen der Selbständigkeit oder der Fähigkeiten,

4. ab 70 bis unter 90 Gesamtpunkten in den Pflegegrad 4: schwerste Beeinträchtigungen der Selbständigkeit oder der Fähigkeiten,

5. ab 90 bis 100 Gesamtpunkten in den Pflegegrad 5: schwerste Beeinträchtigungen der Selbständigkeit oder der Fähigkeiten mit besonderen Anforderungen an die pflegerische Versorgung.

(4) Pflegebedürftige mit besonderen Bedarfskonstellationen, die einen spezifischen, außergewöhnlich hohen Hilfebedarf mit besonderen Anforderungen an die pflegerische Versorgung aufweisen, können aus pflegefachlichen Gründen dem Pflegegrad 5 zugeordnet werden, auch wenn ihre Gesamtpunkte unter 90 liegen. Der Spitzenverband Bund der Pflegekassen konkretisiert in den Richtlinien nach § 17 Absatz 1 die pflegefachlich begründeten Voraussetzungen für solche besonderen Bedarfskonstellationen.

(5) Bei der Begutachtung sind auch solche Kriterien zu berücksichtigen, die zu einem Hilfebedarf führen, für den Leistungen des Fünften Buches vorgesehen sind. Dies gilt auch für krankheitsspezifische Pflegemaßnahmen. Krankheitsspezifische Pflegemaßnahmen sind Maßnahmen der Behandlungspflege, bei denen der behandlungspflegerische Hilfebedarf aus medizinisch-pflegerischen Gründen regelmäßig und auf Dauer untrennbarer Bestandteil einer pflegerischen Maßnahme in den in § 14 Absatz 2 genannten sechs Bereichen ist oder mit einer solchen notwendig in einem unmittelbaren zeitlichen und sachlichen Zusammenhang steht.

(6) Bei pflegebedürftigen Kindern wird der Pflegegrad durch einen Vergleich der Beeinträchtigungen ihrer Selbständigkeit und ihrer Fähigkeiten mit altersentsprechend entwickelten Kindern ermittelt. Im Übrigen gelten die Absätze 1 bis 5 entsprechend.

(7) Pflegebedürftige Kinder im Alter bis 18 Monaten werden abweichend von den Absätzen 3, 4 und 6 Satz 2 wie folgt eingestuft:

1. ab 12,5 bis unter 27 Gesamtpunkten in den Pflegegrad 2,

2. ab 27 bis unter 47,5 Gesamtpunkten in den Pflegegrad 3,

3. ab 47,5 bis unter 70 Gesamtpunkten in den Pflegegrad 4,

4. ab 70 bis 100 Gesamtpunkten in den Pflegegrad 5.

… das heißt zusammenfassend:

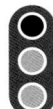

- Pflegebedürfte erhalten nach der Schwere der Beeinträchtigungen der Selbständigkeit bzw. der Fähigkeiten einen Grad der Pflegebedürftigkeit, d. h. sie werden einem Pflegegrad zugeordnet
- der Pflegegrad wird mithilfe des NBA ermittelt
- die Schwere der Beeinträchtigung der Selbständigkeit bzw. Fähigkeiten und damit der Pflegegrad leiten sich aus den Modulen 1 – 6 ab
- es können insgesamt 100 Punkte erreicht werden

dabei hat Folgendes keine Relevanz mehr:
- ob die jeweilige Aktivität überhaupt anfällt
- Zeitumfang und Häufigkeit der Durchführung
- reale Bedingungen des Wohnumfelds

1.2 Stichtag 01.01.2017 – wichtige Aspekte hinsichtlich der Umwandlung von Pflegestufen in Pflegegrade

Überleitung von Pflegestufen in Pflegegrade

> Verfahren für die Umrechnung ist im § 92e geregelt

> Stichtag Pflegesatzverhandlungen: 30.09.2016

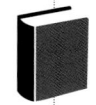

... aus dem Kabinettsentwurf eines Zweiten Pflegestärkungsgesetzes – Gesetzesentwurf der Bundesregierung –

§ 92e Verfahren für die Umrechnung

(1) Grundlage für die Ermittlung der ab dem 1. Januar 2017 zu zahlenden Pflegesätze nach § 92d ist der Gesamtbetrag der Pflegesätze, die dem Pflegeheim am 30. September 2016 zustehen, hochgerechnet auf einen Kalendermonat für Pflegebedürftige der Pflegestufen I bis III sowie Bewohner ohne Pflegestufe, aber mit erheblich eingeschränkter Alltagskompetenz.

(2) Der Gesamtbetrag nach Absatz 1 ist in die Pflegegrade 2 bis 5 umzurechnen. Die übergeleiteten Pflegesätze ergeben sich als Summe aus dem Leistungsbetrag nach § 43 und dem in allen Pflegegraden gleich hohen Eigenanteil (Zuzahlungsbetrag).

Die Überleitung von Pflegestufen in Pflegegrade gestaltet sich wie folgt:

Pflegestufen	werden zu	Pflegegraden
Pflegestufe 0	→	Pflegegrad 1
Pflegestufe 0 + EAK	→	Pflegegrad 2
Pflegestufe 1	→	Pflegegrad 2
Pflegestufe 1 + EAK	→	Pflegegrad 3
Pflegestufe 2	→	Pflegegrad 3
Pflegestufe 2 + EAK	→	Pflegegrad 4
Pflegestufe 3	→	Pflegegrad 4
Pflegestufe 3 + EAK	→	Pflegegrad 5
Härtefall	→	Pflegegrad 5

> **Achtung EAK:** bei einer nicht unerheblichen Anzahl von Kunden wird dies, mit Neuregelung der sozialen Betreuung seit Anfang 2015, oft nicht mehr weiter verfolgt! Daraus resultieren bei der Überleitung von Pflegestufen in Pflegegrade erhebliche, sowohl finanzielle, als auch ggf. personelle Verluste!!!

WICHTIG!!!

> Überprüfen Sie, ob bei Ihren Kunden eine eingeschränkte Alltagskompetenz vorliegt

> **Daher:** Beantragen Sie auch weiterhin die Feststellung einer eingeschränkten Alltagskompetenz

EAK = eingeschränkte Alltagskompetenz

Bestandsschutz

> dieser gilt für Versicherte, die bis zum 31.12.2016 eingestuft sind

> diese werden im neuen System nicht schlechter gestellt

> im stationären Bereich wird sich der Eigenanteil nach Umstellung nicht erhöhen

> auf Wiederholungsbegutachtungen bis 01.01.2019 wird verzichtet

1.3 Praxistipps – Ihre Strategie

Die Weichen erfolgreich stellen ... gehen Sie nach folgender Strategie vor:

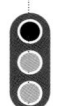

Zeitnah und fortlaufend – denken Sie daran: Stichtag der Überleitung ist der 31.12.2016

> Überprüfen Sie engmaschig bei allen Ihren Kunden, ob die bestehende Pflegestufe noch angemessen ist bzw. ob und inwieweit sich der Hilfebedarf geändert hat

> Überprüfen Sie zudem, ob bei allen Kunden, die unter einer eingeschränkten Alltagskompetenz leiden, diese auch beantragt wurde

> Beantragen Sie nun, wo zutreffend, systematisch und konsequent eine Pflegestufe bzw. die notwendige Höherstufung sowie, wenn relevant, die Feststellung der erheblich eingeschränkten bzw. ambulant auch in erhöhtem Maße eingeschränkten Alltagskompetenz – setzten Sie sich hier den ersten Stichtag auf ca. 30.06.2016

> Hinterfragen Sie Ihre eingesetzten Controllingsysteme hinsichtlich der Gewährleistung eines zeitnahen Erkennens eines erhöhten Hilfebedarfs bzw. einer sich entwickelnden Einschränkung der Alltagskompetenz

> Schulen Sie Ihre Mitarbeiter bezüglich eines wirksamen Pflegestufenmanagements. Darauf kann bei der Umstellung auf das NBA ganz hervorragend aufgebaut werden (siehe Kapitel 2)

Ab ca. Sommer/Herbst 2016:

> Beginnen Sie damit, Ihre Pflegedokumentationssysteme der „Sprache des NBA" anzupassen bzw. erarbeiten Sie sich die Instrumente, die Sie für die Darlegung angemessener Pflegegrade benötigen

> Schulen Sie Ihre Mitarbeiter umfassend in Bezug auf das NBA, dessen Anwendung, sowie die Integration in die Pflegedokumentationssysteme/Pflegeprozesse der Kunden

> Beginnen Sie nun damit die Pflegedokumentationssysteme/Pflegeprozesse Ihrer Kunden nach und nach zu überarbeiten und schaffen Sie damit die Basis für dauerhaft angemessene Pflegegrade und eine optimale Zusammenarbeit mit den Begutachtungsinstanzen

> Passen Sie Ihre Controllingsysteme entsprechend dem NBA an

> Bevor Sie in die Überleitung gehen, kontrollieren Sie nochmals alle vorliegenden Pflegestufen und Feststellungen zum Vorliegen einer mindestens erheblich eingeschränkten Alltagskompetenz – im Idealfall setzen Sie sich dafür einen Stichtag, der Ihnen noch Zeit für dabei erkannten Handlungsbedarf, bietet

Ab 4. Quartal 2016 und ab 2017 dann fortlaufend:

➤ Führen Sie die Überarbeitung Ihrer Pflegedokumentationssysteme in Bezug auf die Integration der „Sprache des NBA" fort bzw. erarbeiten Sie sich die Instrumente, die Sie für die Darlegung angemessener Pflegegrade benötigen

➤ Führen Sie flächendeckende Schulungen in Bezug auf das NBA, dessen Inhalte und Anwendung, sowie die Integration in die Pflegedokumentationssysteme/Pflegeprozesse der Kunden durch. Nehmen Sie neben den theoretischen Grundlagen und der praktische Umsetzung im Pflegeprozess auch Themen zur Gesprächsführung in Begutachtungssituation mit auf; beziehen Sie dabei auch Pflegehelfer und weitere relevante Bereiche, z. B. Mitarbeiter aus der sozialen Betreuung (siehe Kapitel 9: Modul 6), ein

➤ Planen Sie nach Bedarf begleitende Anleitungen und Beratungen Ihrer Mitarbeiter ein

➤ Nehmen Sie das Thema NBA, dessen Umsetzung in der Pflegedokumentation/im Pflegeprozess und die Vorbereitung auf Begutachtungen, sowie Gesprächsführung in der Begutachtungssituation mindestens 1 x im Jahr/alle 2 Jahre als feste Pflicht-Fortbildung für alle relevanten Mitarbeiter in Ihren prospektiven Fortbildungsplan auf

Es empfiehlt sich, die gesamten Aktivitäten in Form eines Projekts zu lenken (siehe Kapitel 14)

2 Die Pflegegrade

2.1 Unterscheidung Hilfebedürftigkeit und Pflegebedürftigkeit

Aus dem Begutachtungsmanual

Das NBA berücksichtigt sowohl körperliche Beeinträchtigungen, als auch kognitive/psychische Einbußen und Verhaltensauffälligkeiten, die einen spezifischen Unterstützungsbedarf nach sich ziehen und/oder für die alltägliche Durchführung der Pflege ein erhebliches Erschwernis darstellen können. Einbezogen wird auch die Teilnahme an sozialen, kulturellen und weiteren außerhäuslichen Aktivitäten.

Unterscheidung Hilfebedürftigkeit und Pflegebedürftigkeit:

Hilfebedürftigkeit: Hilfebedürftigkeit ist definiert als Beeinträchtigung der Selbständigkeit, die personelle Hilfe bei der Haushaltsführung und/oder außerhäuslichen Aktivitäten notwendig macht. Die Abgrenzung zur Pflegebedürftigkeit liegt darin begründet, dass die in diesem Bereich erforderlichen Hilfen primär keinen pflegerischen Charakter haben. Es handelt sich vielmehr um Formen der hauswirtschaftlichen Unterstützung und um soziale Hilfen kompensatorischer und beratender Art.

Pflegebedürftigkeit: Die Pflegebedürftigkeit setzt sich aus der Einstufung der Module 1 – 6 zusammen. Die einzelnen Module fließen in unterschiedlicher Gewichtung (siehe Kapitel 12) in die Gesamtbewertung ein.

Zuordnung der Module:

Modul 1: Mobilität

Modul 2: Kognitive und kommunikative Fähigkeiten

Modul 3: Verhaltensweisen und psychische Problemlagen

Modul 4: Selbstversorgung

Modul 5: Umgang mit krankheits- und therapiebedingten Anforderungen und Belastungen

Modul 6: Gestaltung des Alltagslebens und soziale Kontakte

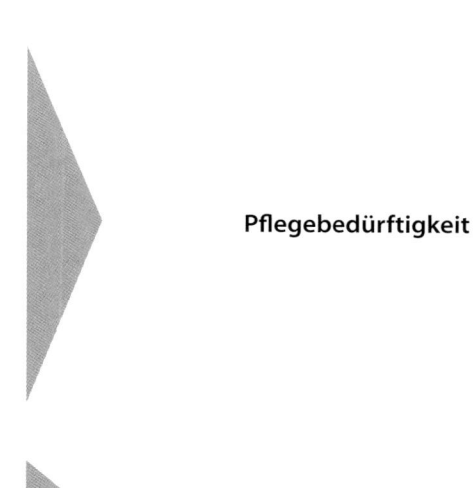

Pflegebedürftigkeit

Modul 7: Außerhäusliche Aktivitäten

Modul 8: Haushaltsführung

Hilfebedürftigkeit

2.2   Einstufung Hilfebedürftigkeit und Pflegebedürftigkeit

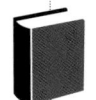

Stufen der Hilfebedürftigkeit

Aus dem Kabinettsentwurf: *Die Berechnung einer Modulbewertung ist entbehrlich, da die Darstellung der qualitativen Ausprägungen bei den einzelnen Kriterien ausreichend ist, um Anhaltspunkte für eine Versorgungs- und Pflegeplanung ableiten zu können.*

D. h.: Es hat sich im Rahmen der Evaluationen (*„Umsetzungsbericht des Beirats zur Überprüfung des Pflegebedürftigkeitsbegriffs"; Bundesministerium für Gesundheit*) gezeigt, dass sich aus einer Auswertung von *„Hilfebedürftigkeitsstufen",* wie noch in der Schriftenreiche Modellprogramm zur Weiterentwicklung der Pflegeversicherung Band 2 „Das neue Begutachtungsinstrument zur Feststellung von Pflegebedürftigkeit" aufgeführt, keine Konsequenzen ergeben. Bei der Bewertung des Moduls 7: Außerhäusliche Aktivitäten und des Moduls 8: Haushaltsführung werden daher keine Punkte berechnet, da die gutachterlichen Einschätzungen zu den Kriterien beider Bereiche nicht in die Berechnung des Pflegegrades einfließen. Dennoch werden die Kriterien Inhalt der Begutachtung sein, da diesbezüglich Informationen in der konkreten individuellen Pflegeplanung, sowie in der Beratung und Versorgungsplanung herangezogen werden können.

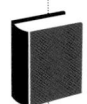

Stufen der Pflegebedürftigkeit		
Es können maximal 100 Punkte erreicht werden:		
Pflegegrade	**Definition**	**Punktewert**
Pflegegrad 1	geringe Beeinträchtigungen der Selbstständigkeit oder der Fähigkeiten	12,5 – unter 27
Pflegegrad 2	erhebliche Beeinträchtigungen der Selbstständigkeit oder der Fähigkeiten	ab 27 – unter 47,5
Pflegegrad 3	schwere Beeinträchtigungen der Selbstständigkeit oder der Fähigkeiten	ab 47,5 – unter 70
Pflegegrad 4	schwerste Beeinträchtigungen der Selbstständigkeit oder der Fähigkeiten	ab 70 – unter 90
Pflegegrad 5	schwerste Beeinträchtigungen der Selbstständigkeit oder der Fähigkeiten mit besonderen Anforderungen an die pflegerische Versorgung	ab 90 –100 sowie besondere Bedarfskonstellationen (siehe Kapitel 12.2)

Quelle: Kabinetts-Entwurf zum PSG II

2.3 Die 4-stufige Skala zur Beurteilung der Selbstständigkeit

Definitionen: Selbständigkeit ist definiert als Fähigkeit einer Person, die jeweilige Handlung bzw. Aktivität allein, d. h. ohne Unterstützung durch andere Personen durchzuführen. Dementsprechend liegt eine Beeinträchtigung der Selbständigkeit vor, wenn personelle Hilfe erforderlich ist. Die Beurteilung erfolgt auch dann, wenn die Person die betreffende Aktivität in ihrem Lebensalltag nicht (mehr) durchführt (z. B. Treppensteigen). Ob personelle Hilfe durch Laienpersonen oder professionell erbracht werden, ist für die Bewertung nicht relevant.

Die Beurteilung der Selbstständigkeit erfolgt in mehreren Modulen mittels einer 4-stufigen Skala und umfasst folgende Ausprägungen:
0 = selbständig
1 = überwiegend selbständig
2 = überwiegend unselbständig
3 = unselbständig

0 = selbständig: Die Person kann die Aktivität in der Regel selbstständig durchführen. Möglicherweise ist die Durchführung erschwert oder verlangsamt oder nur unter Nutzung von Hilfsmitteln möglich. Entscheidend ist jedoch, dass die Person (noch) keine personelle Hilfe benötigt. Vorübergehende oder nur vereinzelt auftretende Beeinträchtigungen sind nicht zu berücksichtigen.

1 = überwiegend selbstständig: Die Person kann den größten Teil der Aktivität selbstständig durchführen. Dementsprechend entsteht nur geringer/mäßiger Aufwand für die Pflegeperson, und zwar in Form von motivierenden Aufforderungen, Impulsgebung, Richten/Zurechtlegen von Gegenständen oder punktueller Übernahme von Teilhandlungen der Aktivität. Überwiegend selbstständig ist eine Person also dann, wenn lediglich folgende Hilfestellungen erforderlich sind:

➤ „Unmittelbares Zurechtlegen/Richten von Gegenständen" meint die Vorbereitung einer Aktivität durch Bereitstellung sächlicher Hilfen, damit die Person die Aktivität dann selbstständig durchführen kann Dabei wird vorausgesetzt, dass die Umgebung des Antragstellers so eingerichtet wird, dass die Person so weit wie möglich selbstständig an alle notwendigen Utensilien herankommt und diese nicht jedes Mal angereicht werden müssen. Wenn dies aber nicht ausreicht (z. B. die Seife nicht von der Ablage am Waschbecken genommen werden kann, sondern direkt in die Hand gegeben werden muss), führt diese Beeinträchtigung zur Bewertung überwiegend selbstständig

➤ „Impulsgebung/Aufforderung" bedeutet, dass die Pflegeperson (ggf. auch mehrfach) einen Anstoß geben muss, damit der Betroffene die jeweilige Tätigkeit allein durchführt

➤ Auch wenn nur „einzelne Handreichungen" erforderlich sind, ist die Person als überwiegend selbstständig zu beurteilen (punktueller Hilfebedarf, der lediglich an einzelnen Stellen des Handlungsablaufs auftritt)

➤ „Einzelne Hinweise" zur Abfolge der Einzelschritte meint, dass zwischenzeitlich immer wieder ein Anstoß gegeben werden muss, dann aber Teilverrichtungen selbst ausgeführt werden können

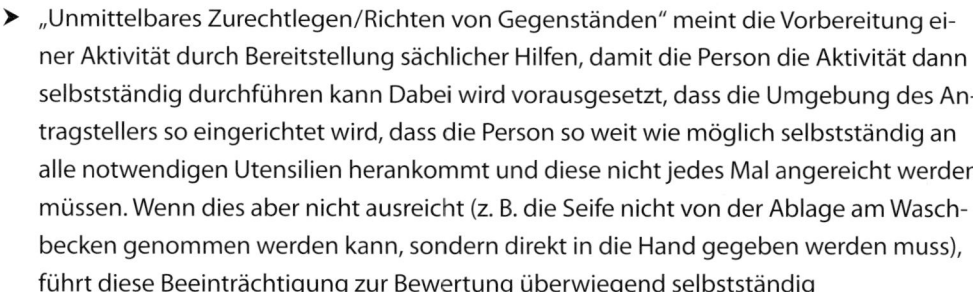

> „Unterstützung bei der Entscheidungsfindung" bedeutet, dass z. B. verschiedene Optionen zur Auswahl angeboten werden, die Person danach aber selbstständig handelt.

> „Partielle Beaufsichtigung und Kontrolle" meint die Überprüfung, ob die Abfolge einer Handlung eingehalten wird (ggf. unter Hinleitung zu weiteren Teilschritten oder Aufforderung zur Vervollständigung) sowie die Kontrolle der korrekten und sicheren Durchführung. Hierzu gehört auch die Überprüfung, ob Absprachen eingehalten werden. Auch wenn eine Person eine Aktivität ausführen kann, aber aus nachvollziehbaren Sicherheitsgründen die Anwesenheit einer anderen Person benötigt, trifft die Bewertung „überwiegend selbstständig" zu.

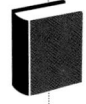

2 = überwiegend unselbstständig:

Die Person kann die Aktivität nur zu einem geringen Anteil selbstständig durchführen. Es sind aber Ressourcen vorhanden, so dass sie sich beteiligen kann. Dies setzt ggf. ständige Anleitung oder aufwendige Motivation auch während der Aktivität voraus. Teilschritte der Handlung müssen übernommen werden. Zurechtlegen und Richten von Gegenständen, Impulsgebung, wiederholte Aufforderungen oder punktuelle Unterstützungen reichen nicht aus. Alle der o.g. Hilfeformen können auch hier von Bedeutung sein, reichen allerdings allein nicht aus. Weitergehende Unterstützung umfasst v. a.:

> „Motivation" im Sinne der motivierenden Begleitung einer Aktivität (notwendig v. a. bei psychischen Erkrankungen mit Antriebsminderung)

> „Anleitung" bedeutet, dass die Pflegeperson den Handlungsablauf nicht nur anstoßen, sondern die Handlung demonstrieren und/oder lenkend begleiten muss. Dies kann insbesondere dann erforderlich sein, wenn der Betroffene trotz vorhandener motorischer Fähigkeiten eine konkrete Aktivität nicht in einem sinnvollen Ablauf durchführen kann.

> „Ständige Beaufsichtigung und Kontrolle" unterscheidet sich von der o.g. „partiellen Beaufsichtigung und Kontrolle" nur durch das Ausmaß der erforderlichen Hilfe. Es ist ständige und unmittelbare Eingreifbereitschaft erforderlich

> „Übernahme" eines erheblichen Teils der Handlungsschritte durch die Pflegeperson

3 = unselbstständig:

Die Person kann die Aktivität in der Regel nicht selbstständig durchführen bzw. steuern, auch nicht in Teilen. Es sind kaum oder keine Ressourcen vorhanden. Motivation, Anleitung und ständige Beaufsichtigung reichen auf keinen Fall aus. Die Pflegeperson muss alle oder nahezu alle Teilhandlungen anstelle der betroffenen Person durchführen.

2.4 Praxistipps und Formulierungshilfen

Vermeiden Sie Missverständnisse der erste Schritt liegt bei Ihnen ...

Die meisten Pflegedokumentationssysteme sind nach den Formen der Hilfe nach § 14 SGB XI aufgebaut. Die bisherigen Formen der Hilfeleistungen sind zwar kein Bestandteil des Pflegebedürftigkeitsbegriffs mehr, bleiben aber dennoch erhalten. Die bisherigen Formen der Hilfe, ausgenommen der Unterstützung in ihrer früheren Bedeutung, finden auch im NBA weitere Anwendung. Gerade die Anleitung im Sinne der aktivierenden Pflege bleibt ein wichtiger Bestandteil der Leistungserbringung, und wird durch das NBA zukünftig eine noch größere Rolle spielen. Lediglich die Unterstützung hat nun eine neue übergreifende Bedeutung, diese benennen Sie einfach in Vor- und Nachbereitung um.

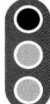 **Daher:** Beschreiben Sie Fähigkeiten und Einschränkungen auch weiterhin mit diesen Begriffen. Wichtig ist, dass sich dabei Art und Intensität aussagekräftig abbildet und abschließend den zutreffenden Bewertungen (Selbstständigkeit; Beeinträchtigungen) zugeordnet wird.

2.4.1 Anwendung der früheren Formen der Hilfe bei der Beschreibung bzw. Beurteilung der Selbstständigkeit

Die Bedeutung und Definition der Formen der Hilfe:

Vor- und Nachbereitung (V/N) frühere Unterstützung

Definition:	Es handelt es sich ausschließlich um vor- und nachbereitende Tätigkeiten in Bezug auf eine Verrichtung. Das bedeutet, den Pflegebedürftigen durch Bereitstellung sächlicher Hilfen in die Lage zu versetzen, eine Verrichtung durchzuführen.
Art und Umfang – Beispiele:	➤ der Pflegebedürftige kann sich zwar fortbewegen, es muss jedoch der Rollator bereitgestellt werden ➤ beim Waschen muss das Waschwasser vorbereitet, der Waschlappen angereicht und das Waschwasser entsorgt werden. Den Waschvorgang kann der Pflegebedürftige jedoch nach Vor- bzw. Nachbereitung ohne weitere Hilfe durchführen ➤ beim Ankleiden müssen die entsprechenden Kleidungsstücke aus dem Schrank bereitgelegt werden
Formulierungs- beispiele Vor- und Nachbereitung:	➤ *Kann sich nach Bereitstellen des Rollators von...nach... sicher fortbewegen* ➤ *Kann sich nach Vorbereitung des Waschwassers und Anreichen des Waschlappens in die Hand, das Gesicht, die Arme und den vorderen Oberkörper waschen* ➤ *Kann sich, nach Bereitlegen der Kleidungsstücke aus dem Schrank, ankleiden*

Teilweise Übernahme (tÜ)

Definition:

Bei der teilweisen Übernahme werden in Abgrenzung zur Vor- und Nachbereitung unmittelbare personelle Hilfen bei der Durchführung einer Verrichtung berücksichtigt. Teilweise Übernahme bedeutet, dass die Pflegeperson einen Teil einer Verrichtung übernimmt. Bei Menschen mit gerontopsychiatrischen Einschränkungen kann eine teilweise Übernahme z. B. auch dann erforderlich sein, wenn von der Verrichtung wiederholt abgeschweift wird oder die Verrichtung trotz Anleitung zu langsam und umständlich ausgeführt wird (z. B. beim Waschen besteht dadurch die Gefahr der Unterkühlung).

Art und Umfang – Beispiele:

> der Pflegebedürftige kann sich das Gesicht und den vorderen Oberkörper waschen und abtrocknen, der Rücken und Unterkörper muss von der Pflegeperson übernommen werden

> der Pflegebedürftige beginnt zu Essen, ermüdet jedoch nach der Hälfte der Mahlzeit, so dass die restliche Nahrung durch die Pflegeperson eingegeben werden muss

> der Pflegebedürftige führt die Waschung durch, diese entspricht jedoch teilweise nicht den hygienischen Anforderungen, so dass eine Nachreinigung einzelner Körperteile notwendig ist

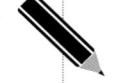

Formulierungs-beispiele teilweise Übernahme:

> *Kann sich das Gesicht und den vorderen Oberkörper waschen und trocknen. Aufgrund eingeschränkter Beweglichkeit der Arme durch xxx, erfolgt die Reinigung des Rückens und des Unterkörpers durch die Pflegeperson – kürzer: Rest durch PP*

> *Kann sich den vorderen Kopfbereich kämmen, Hinterkopf muss, aufgrund eingeschränkter Beweglichkeit und starker Schmerzen beim Anheben der Arme, durch die Pflegeperson übernommen werden*

> *Kann sich den Mund ausspülen, die Zahnreinigung muss, nachdem der Sinn der Verrichtung nicht eingesehen wird, wodurch sie nicht aktivierbar ist, durch die Pflegeperson übernommen werden.*

Anleitung (A)

Definition:

Bedeutet, dass die Pflegeperson bei einer konkreten Verrichtung den Ablauf der einzelnen Handlungsschritte oder den ganzen Handlungsablauf anregen, lenken und/oder demonstrieren muss. Dies kann insbesondere dann erforderlich sein, wenn der Pflegebedürftige trotz vorhandener motorischer Fähigkeiten eine konkrete Verrichtung nicht in einem sinnvollen Ablauf durchführen kann.

Kann erfolgen:

☒ verbal

☒ nonverbal durch Gestik (z. B. Zuprosten) , Demonstration (z. B. Vormachen Zahnputzbewegung)

☒ nonverbale Impulsgebung (z. B. Richtung beim Gehen weisen durch Auflegen der Hand mit richtungsweisender Berührung)

Art und Umfang – Beispiele:

➤ Anleitung im Sinne einer einfachen Aufforderung, d.h. Motivation zur Durchführung der Verrichtung

➤ Anleitung im Sinne ständiger Aufforderungen, d.h. bis hin zur durchgehenden Motivierung während der Verrichtung - Pflegekraft ist zeitlich und örtlich gebunden

➤ Punktuelle Anleitung je nach Tagesform

➤ Kleinschrittigste Anleitung zur Durchführung der Verrichtung

Beispiele

➤ der Pflegebedürftige kann zwar seine Mahlzeit aufnehmen, tut dies jedoch nicht, wenn er dazu nicht aufgefordert wird

➤ der Pflegebedürftige kann sich aufgrund seiner motorischen Fähigkeiten anziehen, muss jedoch ständig dazu angeleitet werden, die Verrichtung in der richtigen Reihenfolge durchzuführen

➤ der Pflegebedürftige beginnt sich zwar zu rasieren, hört jedoch mitten in der Rasur aufgrund von Ablenkung („Fleck auf dem Waschbecken, welcher nun vordergründig zu entfernen ist") auf, d.h. vollendet die Verrichtung nicht, so dass Anleitung im Sinne ständiger Motivation notwendig ist

➤ der Pflegebedürftige sieht keinen Sinn in der Waschung, so dass er in Form von Anleitung (ständige Aufforderung) zeitaufwendig davon überzeugt bzw. dazu überredet d.h. motiviert, werden muss.

Beaufsichtigung (B)

Definition:

Es steht zum Einen die Sicherheit beim konkreten Handlungsablauf im Vordergrund. Zum Anderen kann es um eine Kontrolle darüber gehen, ob die betreffende Verrichtung in der erforderlichen Art und Weise durchgeführt wird. Eine Aufsicht, die darin besteht, zu überwachen, ob die erforderlichen Verrichtungen des täglichen Lebens überhaupt ausgeführt werden, und lediglich dazu führt, dass gelegentlich zu bestimmten Handlungen aufgefordert werden muss, reicht nicht aus. Nur konkrete Beaufsichtigung, Überwachung und/oder Erledigungskontrollen sind zu berücksichtigen, die die Pflegeperson in zeitlicher und örtlicher Hinsicht in gleicher Weise binden wie bei unmittelbarer personeller Hilfe. Eine allgemeine Beaufsichtigung zählt nicht dazu.

Art und Umfang – Beispiele:

➤ Durchgehende Beaufsichtigung zur Wahrung der Sicherheit, z.B. Beaufsichtigung beim Rasieren, da durch unsachgemäße Benutzung der Klinge und/oder des Stroms eine Selbstgefährdung gegeben ist oder auch aufgrund einer bestehenden Sturzgefahr (nachgewiesen anhand einer systematischen Sturzrisikoerfassung) beim Gehen, bei Aspirationsgefahr bei der Nahrungsaufnahme usw.

➤ Durchgehende Beaufsichtigung im Sinne einer Erledigungskontrolle, z.B. wenn der Pflegebedürftige die Verrichtungen ständig unterbricht oder „abschweift" (z.B. Nahrungsaufnahme wird ständig abgebrochen mit Entfernen vom Essplatz; Waschung wird durch Fleck am Spiegel, der nun vordergründig entfernt werden muss, abgebrochen)

> Durchgehende Beaufsichtigung im Sinne einer Durchführungskontrolle (z. B. der Pflegebedürftige wäscht sich zwar, hält dabei jedoch nicht die angemessene Reihenfolge ein, d. h. beginnt beispielsweise im Intimbereich um danach das Gesicht zu waschen oder der Pflegebedürftige führt keine, den hygienischen Anforderungen entsprechende Waschungen aus oder der Pflegebedürftige zieht die Bekleidung in der falschen Reihenfolgen an, d. h. z. B. das Unterhemd über den Pullover usw.)

> Punktuelle Beaufsichtigungen in Form von Durchführungs- und Erledigungskontrollen

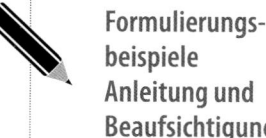

Formulierungs-beispiele Anleitung und Beaufsichtigung:

> Kann sich unter kleinschrittiger Anleitung und durchgehender Beaufsichtigung im Sinne von Durchführungs- und Erledigungskontrollen das Gesicht und den vorderen Oberkörper waschen und trocknen. Die Reihenfolge wird ansonsten nicht eingehalten und die Verrichtung nicht vollendet

> Kann mit dem Rollator ca. 20 Schritte gehen. Nachdem sie den Rollator aufgrund der zeitweisen situativen Desorientiertheit nicht sachgemäß handhaben kann, d. h. die „Geschwindigkeit des Schiebens" über der „Geschwindigkeit der Schrittfolge" liegt, sie ihre eigenen Fähigkeiten überschätzt (Selbstgefährdung) und zudem noch an zeitweise starkem Schwindel leidet, besteht eine sehr hohe Sturzgefahr. Daraus resultiert zur Wahrung der Sicherheit ein kleinschrittiger Anleitungsbedarf und durchgehende Beaufsichtigung

> Aufgrund starker depressiver Verstimmungen und Situationsverkennungen, sieht sie den Sinn der Waschung nicht ein. Zur Gewährleistung der Durchführung der Verrichtung besteht der Bedarf ständiger Aufforderungen im Sinne von zeitaufwendiger Umstimmungs- und Motivationsarbeit. Zur Sicherstellung der Wahrung der hygienischen Anforderungen ist eine durchgehende Beaufsichtigung notwendig

> Ist manuell zur Nahrungsaufnahme in der Lage, leidet jedoch unter einem verringerten Hungergefühl, so dass der Sinn der Verrichtung nicht eingesehen wird. Oftmals behauptet er auch, dass er schon gegessen habe. Es besteht die Gefahr von Unterernährung. Zudem verlässt er, aufgrund von Unruhe, resultierend aus seiner Demenz, immer wieder seinen Platz während der Mahlzeitenaufnahme. Daher ständige Aufforderungen im Sinne von Motivation und durchgehende Beaufsichtigung in Form von Durchführungs- und Erledigungskontrollen zur Gewährleistung der Aufnahme einer angemessenen Nahrungsmenge.

Vollständige Übernahme (vÜ)

Definition: Bedeutet, dass die Pflegeperson alle Verrichtungen ausführt, die der Pflegebedürftige nicht ausführen kann, d. h. dass dieser keinen eigenen Beitrag zur Vornahme der Verrichtungen leisten kann. Die Hilfeform der vollständigen Übernahme greift erst dann, wenn alle anderen Hilfeformen nicht in Betracht kommen (Aktivierende Pflege).

Art und Umfang – Beispiele:

> der Pflegebedürftige ist kognitiv und/oder körperlich nicht mehr in der Lage, sich an den Verrichtungen zu beteiligen

> der Pflegebedürftige wäre zwar manuell/motorisch und auch von seinen geistig/kognitiven Ressourcen in der Lage, sich an den Verrichtungen zu beteiligen, ist jedoch nicht aktivierbar (Achtung: Bestehen bei einem Pflegebedürftigen noch entsprechende Fähigkeiten und kann er dennoch nicht aktiviert werden, muss dies nachvollziehbar innerhalb der Pflegedokumentation begründet werden!)

Formulierungs-beispiele vollständige Übernahme:

> Kann sich aufgrund seiner eingeschränkten Beweglichkeit in den Armen durch xxx und seiner bereits stark fortgeschrittenen Demenz nicht mehr an der Ganzkörperwäsche beteiligen. Aufforderungen können resultierend aus seiner situativen Desorientiertheit nicht mehr umgesetzt werden, daher vÜ

> Wäre aufgrund ihrer manuellen und geistig/kognitiven Fähigkeiten zur Waschung einzelner Körperteile beim Baden in der Lage. Durch ihre starke Ängstlichkeit hält sie sich mit beiden Händen fest, daher vÜ

> Wäre aufgrund seiner manuellen und geistig/kognitiven Fähigkeiten zur Waschung einzelner Körperteile beim Baden in der Lage. Aufgrund der bestehenden Depressionen und der daraus resultierenden sehr starken Antriebsminderung, kann er beim Baden nicht aktiviert werden, daher vÜ

Quelle der Definitionen der Formen der Hilfe: Richtlinien des GKV-Spitzenverbandes zur Begutachtung von Pflegebedürftigkeit nach dem XI. Buch des Sozialgesetzbuches, August 2013

Bei der Beschreibung beachten Sie Folgendes:

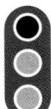

– Benannte Formen der Hilfe stimmen vollständig mit dem Erklärungs-/Beschreibungstext der Fähigkeiten und Einschränkungen, sowie der Maßnahmen überein

– eine Kombination von Vor- und Nachbereitung, Anleitung, Beaufsichtigung und teilweiser Übernahme mit vollständiger Übernahme ist nur bei Vorliegen unterschiedlicher Tagesformen möglich; diese beschreiben und begründen Sie entsprechend (siehe Kapitel 11)

2.4.2 Zuordnung der Formen der Hilfe zu den Selbstständigkeitsbeurteilungen

Ab dem Vorliegen der Beurteilung „überwiegend selbständig" ordnen Sie nun die Formen der Hilfe wie nachfolgend zu:

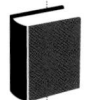

überwiegend selbstständig (üs)

Die Person kann den größten Teil der Aktivität selbstständig durchführen. Dementsprechend entsteht nur geringer/mäßiger Aufwand für die Pflegeperson, und zwar in Form von motivierenden Aufforderungen, Impulsgebung, Richten/Zurechtlegen von Gegenständen oder punktueller Übernahme von Teilhandlungen der Aktivität.

V/N – Vor- und Nachbereitung zur Beschreibung der überwiegenden Selbstständigkeit:

Es wird vorausgesetzt, dass die Umgebung des Pflegebedürftigen so eingerichtet ist, dass er so weit wie möglich selbstständig an alle notwendigen Utensilien herankommt und diese nicht jedes Mal angereicht werden müssen. Nur wenn dies nicht ausreicht, greift die V/N.

Relevante Art und Intensität:

> unmittelbares Zurechtlegen aller benötigten Gegenstände, die notwendig sind, damit der Pflegebedürftige die Verrichtung dann ohne weitere Hilfe durchführen kann

> einzelne Handreichungen im Sinne einer Vor-/Nachbereitung (z. B. Waschlappen über die Hand stülpen; Besteck in die Hand geben) kann sich nach Bereitstellen des Rollators sicher von … nach … fortbewegen

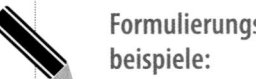

Formulierungs-beispiele:

> kann sich nach Vorbereitung der Waschutensilien Gesicht und vorderen Oberkörper waschen und trocknen

> kann sich nach Vorbereitung und Anreichen der Kleidungsstücke in die Hand anziehen

> kann nach Anreichen des Bestecks in die Hand sein Essen zu sich nehmen

Teilweise Übernahme zur Beschreibung der überwiegenden Selbstständigkeit:

Nur wenn diese ausschließlich an einzelnen Stellen des Handlungsablaufs erforderlich wird

Relevante Art und Intensität:

> es erfolgen ausschließlich einzelne Handreichungen

> es besteht ausschließlich punktueller Hilfebedarf, der lediglich an einzelnen Stellen des Handlungsablaufs erforderlich ist

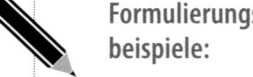

Formulierungs-beispiele:

> kann nach Reichen der Hand die Lage im Bett verändern

> kann sich im Wohnbereich fortbewegen, benötigt je nach Tagesform jedoch ein gelegentliches Abstützen/Unterhaken beim Gehen

> kann sich kämmen, bezieht jedoch den Hinterkopf nicht angemessen ein, so dass eine Nachkorrektur erforderlich ist

> kann sich überwiegend den Oberkörper ankleiden; aufgrund der Einschränkungen der manuellen Fähigkeiten, besteht ein Hilfebedarf beim Schließen von Verschlüssen

Anleitung zur Beschreibung der überwiegenden Selbstständigkeit:

Nur wenn diese partiell/punktuell an einzelnen Stellen des Handlungsablaufs erforderlich wird

Kann erfolgen:

☒ verbal

☒ nonverbal durch Gestik (z. B. Zuprosten) , Demonstration (z. B. Vormachen Zahnputzbewegung)

☒ nonverbale Impulsgebung (z. B. Richtung beim Gehen weisen durch Auflegen der Hand mit richtungsweisender Berührung)

Schwerpunkt liegt auf:

☒ einfachen Aufforderungen

☒ punktuellen Aufforderungen

☒ punktuellen Anleitungen

Die Pflegekraft ist nicht örtlich und zeitlich gebunden
Beispiele:

- der Pflegebedürftige kann zwar seine Mahlzeit aufnehmen, tut dies jedoch nicht, wenn er dazu nicht aufgefordert und währenddessen punktuell daran erinnert wird

- der Pflegebedürftige kann sich aufgrund seiner motorischen Fähigkeiten anziehen, muss jedoch punktuell aufgefordert werden, die Verrichtung in der richtigen Reihenfolge durchzuführen

- der Pflegebedürftige sieht keinen Sinn in der Waschung, so dass er in Form von Anleitung punktuell davon überzeugt bzw. dazu überredet, d. h. motiviert, werden muss

Relevante Art und Intensität:

➤ Unterstützung bei der Entscheidungsfindung; d. h. verschiedene Optionen werden zur Auswahl angeboten (z. B. Auswahl der Bekleidung)

➤ einfache oder mehrfache Aufforderungen, die dem Pflegebedüftigen einen Anstoß geben, die Verrichtung durchzuführen

➤ einzelne Hinweise zur Abfolge der Einzelschritte, d. h. es wird ein Anstoß gegeben, dass Teilverrichtungen dann selbst ausgeführt werden; punktueller Hilfebedarf, der an einzelnen Stellen der Teilverrichtung notwendig ist

Formulierungsbeispiele:

➤ kann sich nach einmaliger bis mehrmaliger Aufforderung Gesicht und vorderen Oberkörper waschen und trocknen

➤ kann seine Bekleidung nach Aufforderungen und Vorschlagen verschiedener Möglichkeiten auswählen

➤ beginnt nach Aufforderung mit dem Essen

➤ nimmt nach Aufforderung Getränke zu sich, zeitweise wiederholte punktuelle Aufforderungen/Erinnerungen im Sinne von Motivation, damit sichergestellt ist, dass Soll-Trinkmenge erreicht wird

➤ kann unter Aufforderung im Sinne von Orientierungshinweisen die Toilette aufsuchen

---

Beaufsichtigung zur Beschreibung der überwiegenden Selbstständigkeit:

Nur wenn diese partiell/punktuell an einzelnen Stellen des Handlungsablaufs erforderlich wird

Mögliche Formen/Auslöser für Beaufsichtigung:

☒ Punktuelle Beaufsichtigung zur Wahrung der Sicherheit

☒ Punktuelle Beaufsichtigung in Form einer Erledigungskontrolle

☒ Punktuelle Beaufsichtigung in Form einer Durchführungskontrolle

Es können alle Formen/Auslöser der Beaufsichtigung miteinander kombiniert sein, d. h. der Pflegebedürftige muss sowohl zur Wahrung der Sicherheit als auch im Sinne einer Durchführungs- und Erledigungskontrolle vereinzelt/zeitweise beaufsichtigt werden

Die Pflegekraft ist nicht örtlich und zeitlich gebunden

Beispiele:

- der Pflegebedürftige ist sturzgefährdet und muss zur Wahrung der Sicherheit punktuell/zeitweise beaufsichtigt werden (Beaufsichtigung zur Wahrung der Sicherheit)
- der Pflegebedürftige schweift während des Waschens zeitweise ab und muss punktuell beaufsichtigt werden, um sicherzustellen, dass die Verrichtung vollendet wird (Beaufsichtigung in Form einer Erledigungskontrolle)
- der Pflegebedürftige zieht sich zeitweise nicht in angemessener Reihenfolge an und muss punktuell beaufsichtigt werden (Beaufsichtigung in Form einer Durchführungskontrolle)

Relevante Art und Intensität:	➤ Überprüfung, ob die Abfolge einer Handlung eingehalten wird
	➤ Kontrolle des Einhaltens von Absprachen
	➤ Kontrolle der korrekten Durchführung einer Handlung/Verrichtung
	➤ eine Handlung kann durchgeführt werden, aus nachvollziehbaren Sicherheitsgründen ist die punktuelle/zeitweise Anwesenheit der Pflegeperson notwendig

Formulierungs-beispiele:	➤ kann sich fortbewegen, je nach Tagesform besteht Sturzgefahr, daher punktuelle Beaufsichtigung zur Wahrung der Sicherheit
	➤ kann sich ankleiden, hält jedoch vereinzelt/zeitweise die richtige Reihenfolge nicht ein, daher punktueller Beaufsichtigungsbedarf im Sinne einer Durchführungskontrolle
	➤ schweift während der Waschung zeitweise ab und führt diese dann nicht immer zu Ende, daher punktueller Beaufsichtigungsbedarf im Sinne einer Erledigungskontrolle

überwiegend unselbstständig (üu)

Die Person kann die Aktivität nur zu einem geringen Anteil selbstständig durchführen. Es sind aber Ressourcen vorhanden, so dass sie sich beteiligen kann. Dies setzt ggf. ständige Anleitung oder aufwendige Motivation auch während der Aktivität voraus. Teilschritte der Handlung müssen übernommen werden. Zurechtlegen und Richten von Gegenständen, Impulsgebung, wiederholte Aufforderungen oder punktuelle Unterstützungen reichen nicht aus. Alle benannten Hilfeformen innerhalb des Abschnitts „überwiegend selbstständig", können auch hier von Bedeutung sein, reichen allerdings allein nicht aus.

Teilweise Übernahme zur Beschreibung der überwiegenden Unselbstständigkeit:

Nur wenn die Übernahme eines erheblichen Teils der Handlungsschritte erforderlich ist

Relevante Art und Intensität:

> es sind noch Ressourcen vorhanden, der Pflegebedürftige kann sich jedoch nur noch zu einem geringen Teil beteiligen

> es erfolgen umfassende Übernahmen der Handlungsschritte

Formulierungsbeispiele:

> kann sich unter Abstützen der Arme und des Rückens im Wohnbereich fortbewegen

> kann sich bei der Ganzkörperwäsche am Waschen und Trocknen des Gesichts und der Hände beteiligen, aufgrund erheblichen Bewegungseinschränkungen durch …, restliche Körperteile durch die Pflegeperson

Anleitung zur Beschreibung der überwiegenden Unselbstständigkeit:

Nur wenn diese umfassend erforderlich ist

Kann erfolgen:

☒ verbal

☒ nonverbal durch Demonstration und/oder Impulsgebung (z. B. ständiges Vormachen der Zahnputzbewegungen)

Schwerpunkt liegt auf:

☒ umfassenden Aufforderungen im Sinne einer motivierenden Begleitung (z. B. bei psychischen Erkrankungen mit Antriebsminderung)

☒ kleinschrittigen Anleitungen mit lenkenden Begleitungen

Die Pflegekraft ist umfassend bzw. komplett örtlich und zeitlich gebunden
Beispiele:

- der Pflegebedürftige kann zwar seine Mahlzeiten aufgrund der bestehenden manuellen/motorischen Fähigkeiten aufnehmen, muss jedoch zu jeder Handlungssequenz kleinschrittig angeleitet werden

- der Pflegebedürftige kann sich aufgrund seiner motorischen Fähigkeiten anziehen und beginnt ggf. auch damit, muss jedoch aufgrund erheblicher Antriebsminderung durchgängig aufgefordert werden, die Verrichtung zu vervollständigen

- der Pflegebedürftige kann sich nur unter ständiger Aufforderung und kleinschrittiger Anleitung an den Waschungen beteiligen

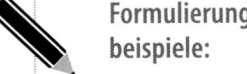

Relevante Art und Intensität:	➤ eine Handlung muss komplett lenkend und/oder demonstrierend begleitet werden
	➤ Handlungen werden immer wieder unter- und/oder abgebrochen, so das umfassende motivierende Begleitung notwendig ist
	➤ trotz vorhandener manueller/motorischer Fähigkeiten, kann eine konkrete Handlung nicht in einem sinnvollen Ablauf durchgeführt werden
Formulierungs-beispiele:	➤ leidet unter einem geringen Hungergefühl; es besteht gemäß PEMU eine erhebliche Gefahr von Unterernährung; ständige Aufforderungen bis hin zur kleinschrittigsten Anleitung während der Nahrungsaufnahmen zur Gewährleistung einer angemessenen Nahrungsmenge erforderlich
	➤ kann sich aufgrund der motorischen und manuellen Fähigkeiten ankleiden, durch die erheblichen Antriebsminderung wird die Verrichtung jedoch ständig unterbrochen, daher umfassender Aufforderungsbedarf im Sinne einer durchgängigen motivierenden Begleitung erforderlich
	➤ kann sich unter ständigen Aufforderungen und kleinschrittiger Anleitung Gesicht und Hände waschen und trocknen

---

Beaufsichtigung zur Beschreibung der überwiegenden Unselbstständigkeit:

„Ständige Beaufsichtigung und Kontrolle" unterscheidet sich von der „partiellen Beaufsichtigung und Kontrolle" nur durch das Ausmaß der erforderlichen Hilfen. Trifft nur zu, wenn diese ständig erforderlich wird, d. h. es muss ständige, unmittelbare Eingriffsbereitschaft notwendig sein

Mögliche Formen/Auslöser für Beaufsichtigung:

☒ Durchgängige Beaufsichtigung zur Wahrung der Sicherheit

☒ Durchgängige Beaufsichtigung in Form einer Erledigungskontrolle

☒ Durchgängige Beaufsichtigung in Form einer Durchführungskontrolle

Es können alle Formen/Auslöser der Beaufsichtigung miteinander kombiniert sein, d. h. der Pflegebedürftige muss sowohl zur Wahrung der Sicherheit als auch im Sinne einer Durchführungs- und Erledigungskontrolle durchgängig beaufsichtigt werden

Die Pflegekraft ist umfassend bzw. komplett örtlich und zeitlich gebunden

Beispiele:

– der Pflegebedürftige kann zwar seine Mahlzeit aufgrund der manuellen/motorischen Fähigkeiten aufnehmen, muss jedoch zur Gewährleistung einer angemessenen Nahrungsmenge durchgängig beaufsichtigt werden (Beaufsichtigung im Sinne einer Erledigungskontrolle)

– der Pflegebedürftige kann sich aufgrund seiner motorischen Fähigkeiten anziehen und beginnt ggf. auch damit, muss jedoch aufgrund erheblicher Antriebsminderung durchgängig beaufsichtigt werden, um sicherzugehen, dass die Verrichtung auch vollendet wird (Beaufsichtigung in Form einer Erledigungskontrolle)

– der Pflegebedürftige schweift während des Waschens ständig ab, unterbricht die Verrichtung immer wieder und führt diese auch nicht in einer hygienisch anforderungsgerechten Reihenfolge durch, daher durchgängiger Beaufsichtigungsbedarf (Beaufsichtigung kombiniert in Form von Durchführungs- und Erledigungskontrollen)

Relevante Art und Intensität:	➤ ständige Überprüfung, ob die Abfolge einer Handlung eingehalten wird
	➤ ständige Kontrolle der korrekten Durchführung einer Handlung/Verrichtung
	➤ eine Handlung kann durchgeführt werden, aufgrund erheblicher Sicherheitsrisiken ist die durchgängige Anwesenheit der Pflegeperson notwendig
	➤ ständige Eingriffsbereitschaft muss gewährleistet werden

Formulierungs-beispiele:	➤ kann seine Mahlzeiten zu sich nehmen, aufgrund Schluckstörungen, resultierend aus seinem Apoplex, besteht eine erhebliche Aspirationsgefahr, daher zur Wahrung der Sicherheit durchgängiger Beaufsichtigungsbedarf
	➤ kann sich ankleiden, verwechselt jedoch ständig die Kleidungsstücke und hält die richtige Reihenfolge nicht ein, aufgrund der erheblichen Antriebsarmut wird die Verrichtung zudem immer wieder unterbrochen, daher durchgängiger Beaufsichtigungsbedarf in Form von Durchführungs- und Erledigungskontrollen

unselbstständig (u)

Die Person kann die Aktivität in der Regel nicht selbstständig durchführen bzw. steuern, auch nicht in Teilen. Es sind kaum oder keine Ressourcen vorhanden. Motivation, Anleitung und ständige Beaufsichtigung reichen auf keinen Fall aus. Die Pflegeperson muss alle oder nahezu alle Teilhandlungen anstelle der betroffenen Person durchführen.

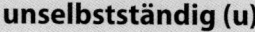

Vollständige Übernahme zur Beschreibung der Unselbstständigkeit:

Die Pflegeperson führt die Verrichtungen fast komplett bzw. vollständig für den Pflegebedürftigen aus

Relevante Art und Intensität:	➤ der Pflegebedürftige ist kognitiv und/oder körperlich kaum noch bzw. nicht mehr in der Lage, sich an den Verrichtungen zu beteiligen

Formulierungs-beispiele:	➤ kann aufgrund der erheblichen Immobilität nicht mehr gehen, die Fortbewegung erfolgt komplett im Rollstuhl durch die Pflegeperson
	➤ kann sich aufgrund der fortgeschrittenen Demenz in Verbindung mit der bestehenden Immobilität, nicht mehr an den Waschungen beteiligen, daher vÜ durch die Pflegeperson
	➤ ist aufgrund der erheblichen Einschränkungen der manuellen Fähigkeiten nicht mehr in der Lage, sein Essen zu zerkleinern und Getränke einzuschenken, daher vÜ durch die Pflegeperson

Bitte beachten Sie, dass die einzelnen Unterverrichtungen der NBA Module hinsichtlich der 4-stufigen Bewertung auch noch themenspezifisch konkretisiert bzw. mit Legende hinterlegt sind, d. h.

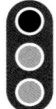

– bei der Darlegung der Fähigkeiten und Einschränkungen der jeweiligen Verrichtungen hilft Ihnen zum einen diese übergeordnete Bewertungslegende, zum anderen ist die spezifizierte Legende, die den einzelnen Unterverrichtungen zugeordnet ist, ebenfalls immer hinzu zu ziehen (siehe Kapitel 4 bis 10)

– werden in den spezifizierten Bewertungslegenden der Unterverrichtungen der Module nicht alle Hilfebedarfe und damit Einschränkungen der Selbstständigkeit abgebildet, beziehen Sie sich in Ihrer Formulierung auf die übergeordnete Bewertungslegende

– **Vermeiden Sie unbedingt die drei Kardinalfehler**, die zu Fehleinschätzungen führen können! Ergreifen Sie im Sinne eines wirksamen Risikomanagements konsequent und systematisch Vorbeugungsmaßnahmen zur Sicherung angemessener Pflegegrade! (siehe Kapitel 11)

3 Die Pflegebegründende Diagnose

Kommt Ihnen das bekannt vor? (Beispiel aus der Praxis)

Sie betreuen eine Kundin, bei der Folgendes diagnostiziert wurde:

Hypertonie, Diabetes mellitus – insulinpflichtig, Apoplex rechts mit leichter Hemiparese links, Dekubitus III. Grades, ausgeprägte Demenz, Herzinsuffizienz, Ulcus Cruris, Harn- und Stuhlinkontinenz.

Diese Diagnosen teilen Sie auch dem Gutachter bei der Begutachtung mit. Als Sie das Gutachten vor sich liegen haben, wundern Sie sich, dass sich der Hilfebedarf nicht entsprechend der realen Situation der Kundin abbildet und diese als wesentlich selbständiger eingeschätzt wurde, als sie tatsächlich ist. Woran könnte das liegen?

3.1 Ermittlung der pflegebegründenden Diagnose durch die Begutachtungsinstanz

Aus dem Begutachtungsmanual

Es sind die Diagnosen anzugeben, die im Wesentlichen die Pflegebedürftigkeit begründen, und nach dem ICD 10 zu verschlüsseln. Es sollten auch Diagnosen angegeben werden, die keinen Pflegebedarf begründen, jedoch bei eventuellen Therapie- oder Rehabilitationsleistungen von Bedeutung sind

Im Gutachten stellt sich dies wie folgt dar:

Pflegebegründende Diagnosen:	
ICD:	Diagnose:
ICD:	Diagnose:
Weitere Diagnosen:	

3.2 Häufige Fehlerquellen

Darauf sollten Sie achten …

Überlassen Sie die Einschätzung der pflegebegründenden Diagnose nicht dem Zufall!

Der Gutachter nimmt in seinem Gutachten ein oder zwei Diagnosen auf, die im Wesentlichen die Pflegebedürftigkeit begründen. Weitere Diagnosen werden in der Reihenfolge der Wertigkeit bezüglich des Pflegebedarfs angegeben.

Die pflegebegründende Diagnose ist ursächlich für den Pflegebedarf. Mit einer systematischen Identifikation und Darlegung in der Pflegedokumentation vermeiden Sie entsprechend Fehleinschätzungen, die sich im Folgenden auf die gesamte Beurteilung auswirken könnten!

3.3   Praxistipps und Formulierungshilfen

Vermeiden Sie Missverständnisse ... der erste Schritt liegt bei Ihnen ...

> Damit es in Begutachtungen nicht zu Fehleinschätzungen kommt, identifizieren und benennen Sie die zwei hauptpflegebegründenden Diagnosen konkret!

> Denn: wenn bei einem Pflegebedürftigen z. B. auch eine Niereninsuffizienz oder ein Diabetes mellitus diagnostiziert wurde, ist dies nicht unbedingt pflegebegründend, da es durch diese Diagnosen nicht zwangsläufig zu einer Beeinträchtigung der Selbstständigkeit kommen muss!

> Im Idealfall kennzeichnen Sie die zwei hauptpflegebegründenden Diagnosen bereits übergeordnet in Ihrer Pflegedokumentation.

> Die Faktoren, mit denen Sie die Pflege bzw. den Hilfebedarf entsprechend begründen, sollten sich dann wieder eindeutig unter den einzelnen Punkten Ihrer Informationssammlung gemäß Ihrem gewählten Pflegemodell bzw. SIS widerspiegeln.

> Achten Sie auf eine differenzierte Diagnosestellung durch den Arzt. Beispielsweise ist häufig nur die Diagnose Apoplex rechts mit Hemiplegie links oder umgekehrt zu finden, wenn ein Kunde einen Schlaganfall erlitten hat. Aber was resultiert alles daraus? Die Beeinträchtigung der Selbstständigkeit bzw. der daraus resultierende Pflegeaufwand gestaltet sich sehr unterschiedlich, wenn als Folgeerscheinung ein Neglect, eine Aphasie und/oder eine Hemianopsie usw. auftritt. Um sicherzustellen, dass Sie erfolgreich argumentieren und begründen können, sollte dies entsprechend differenziert in der ärztlichen Diagnose dokumentiert sein.

> Schulen Sie Ihre Mitarbeiter bezüglich einer angemessenen Darstellung Pflegebegründender Diagnosen (lückenlose Darstellung des Ist-Zustands) und hinsichtlich einer überzeugenden und plausiblen Argumentation im Begutachtungsgespräch!

Darstellungsbeispiel in der Pflegedokumentation

Ärztliche Diagnose	Datum / HZ Arzt	davon insbesondere pflegebegründend und Selbstständigkeitsbeeinträchtigend
Demenz (wesentlich pflegebegründend)	xxx	Desorientiertheit in allen Bereichen, Weg-/Hinlauftendenzen, Überschätzung der eigenen Fähigkeiten mit Verkennung von Risiken und Gefahren, motorisch geprägte Verhaltensauffälligkeiten, erhebliche nächtliche Unruhe, verbale Aggressionen mit Abwehrverhalten und Unkooperation bei pflegerischen Maßnahmen, Fehlhandlungen insbesondere im Ausscheidungsbereich
Harn- und Stuhlinkontinenz (wesentlich pflegebegründend)	xxx	Starke Neigung zu Hautirritationen im Intimbereich, häufiges nächtliches Wasserlassen mit Nichttoleranz des Inkontinenzschutzmaterials und unkontrolliertem Entfernen, häufige Abwehr pflegerischer Leistungen; komplette Unfähigkeit, die Folgen der Harn- und Stuhlinkontinenz bewältigen zu können
Diabetes mellitus Typ 2 (nicht insulinpflichtig)	xxx	Neigung zu Hautirritationen mit daraus resultierendem erhöhten Bedarf an Hautinspektion und Hautpflege; Neigung zu Blutzuckerentgleisungen mit daraus resultierender Sturz- und Verletzungsgefahr
Hypertonie	xxx	zeitweise Schwindel mit daraus resultierender Sturzgefahr, dadurch erhöhter Beaufsichtigungsbedarf
Niereninsuffizienz	xxx	nicht pflegebegründend

4 Modul 1: Mobilität

4.1 Auszug aus dem Gutachten

Aus dem Begutachtungsmanual

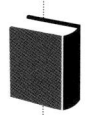

Achtung: Das Modul umfasst ausschließlich zentrale Aspekte der Mobilität im **innerhäuslichen Bereich**

- die **Einschätzung richtet sich ausschließlich auf körperliche Fähigkeiten**; in dieser Hinsicht besteht ein Unterschied gegenüber mehreren anderen Modulen, bei denen es für die Einschätzung ohne Bedeutung ist, ob die Beeinträchtigung der Selbstständigkeit durch körperliche oder durch kognitive/psychische Faktoren ausgelöst wird

- zu beurteilen sind in den Merkmalen 1.1 bis 1.5 Aspekte wie Körperkraft, Balance, Bewegungskoordination und **nicht** die Fähigkeit zur zielgerichteten Bewegung!

Im Gutachten stellt sich dies wie folgt dar:

1. Mobilität

0 = selbstständig
1 = überwiegend selbstständig
2 = überwiegend unselbstständig
3 = unselbstständig

		$\square_0$	$\square_1$	$\square_2$	$\square_3$
1.1	**Positionswechsel im Bett**	$\square_0$	$\square_1$	$\square_2$	$\square_3$
1.2	**Stabile Sitzposition halten**	$\square_0$	$\square_1$	$\square_2$	$\square_3$
1.3	**Aufstehen aus sitzender Position/Umsetzen**	$\square_0$	$\square_1$	$\square_2$	$\square_3$
1.4	**Fortbewegen innerhalb des Wohnbereichs**	$\square_0$	$\square_1$	$\square_2$	$\square_3$
1.5	**Treppensteigen**	$\square_0$	$\square_1$	$\square_2$	$\square_3$

1.6 Veränderungen der Mobilität innerhalb der letzten Wochen/Monate
☐ Verbesserung
☐ Verschlechterung
☐ Keine Veränderung
☐ Nicht zu beurteilen

1.7 Bestehen realistische Möglichkeiten der Verbesserung? (Mehrfachangaben möglich)
☐ Nein
☐ Ja, durch Durchführung/Optimierung therapeutischer Maßnahmen
☐ Ja, durch Optimierung der räumlichen Umgebung (z. B. Anbringen von Griffen und Halterungen)
☐ Ja, durch Hilfsmitteleinsatz bzw. dessen Optimierung
☐ Ja, durch andere Maßnahmen, und zwar: ....
☐ Ja, auch ohne Maßnahmen (Rekonvaleszenz, natürlicher Verlauf)

Quelle: *GKV Spitzenverband; Schriftenreihe Modellprogramm zur Weiterentwicklung der Pflegeversicherung Band 2 – „Das neue Begutachtungsinstrument zur Feststellung von Pflegebedürftigkeit"* **Hinweis:** *im Kabinetts-Entwurf zum PSG II unterscheiden sich die Bezeichnungen der Verrichtungen vereinzelt; d. h. mit Verabschiedung des Gesetzes und der sich derzeit in der Erarbeitung befindlichen Begutachtungsrichtlinien, kann es noch zu Änderungen kommen*

4.2   Beschreibung des Moduls und Formulierungshilfen

Die einzelnen Merkmale des Moduls und deren Bewertung

1.1 Positionswechsel im Bett

beurteilt werden:
- Einnehmen verschiedener Körperpositionen im Bett
- Drehen um die Längsachse
- Aufrichten aus dem Liegen

Bewertung:

Einstufung   **die Person kann …**

selbstständig (0 P.):
> Aktivität kann ohne Hilfe durchgeführt werden
> kann die Position unter Nutzung von Hilfsmitteln (Aufrichter, Bettgitter, Strickleiter, elektrisch verstellbares Bett) allein verändern

überwiegend selbstständig (1 P.):
> kann beispielsweise nach Anreichen eines Hilfsmittels oder Reichen der Hand ihre Lage im Bett verändern

überwiegend unselbstständig (2 P.):
> kann beim Positionswechsel nur wenig mithelfen (z.B. auf den Rücken rollen, am Bettgestell festhalten, Aufforderungen folgen z.B. Arme vor der Brust verschränken, Kopf auf die Brust legen)

unselbstständig (3 P.):
> ist nicht zu einer Beteiligung an den Aktivitäten in der Lage

Formulierungsbeispiele:

Einstufung   **der erste Schritt liegt bei Ihnen …**

selbstständig (0 P.):
> kann Positionswechsel selbstständig durchführen
> kann sich durch Einhalten am Bettseitenschutz im Liegen drehen
> kann sich durch Festhalten am Bettbügel ohne Hilfe aus dem Liegen aufrichten

überwiegend selbstständig (1 P.):
> kann nach Anreichen der Hand, die Lage im Bett verändern (teilweise Übernahme)
> kann sich durch Einhalten am Bettbügel mit punktuellem Abstützen durch die Pflegeperson, aus dem Liegen aufrichten (teilweise Übernahme)

überwiegend unselbstständig (2 P.):
> Fähigkeiten beim Positionswechsel sind stark eingeschränkt, kann sich unter ständigen Aufforderungen am Bettseitenschutz festhalten und leichte Gewichtsverlagerungen durchführen, der überwiegende Teil der Umlagerung erfolgt durch die Pflegeperson (Anleitung und teilweise Übernahme)
> kann bei der Umlagerung nach Aufforderung die Arme vor der Brust verschränken und sich mit leichten Gewichtsverlagerungen am Positionswechsel beteiligen, die Umlagerung erfolgt überwiegend durch die Pflegeperson (Anleitung und teilweise Übernahme)

unselbstständig (3 P.):
> kann sich aufgrund der erheblichen Immobilität durch xxx nicht an den Aktivitäten beteiligen (vollständige Übernahme)

1.2 Stabile Sitzposition halten (Kabinettsentwurf: Halten einer stabilen Sitzposition)

beurteilt wird:	– das freie Sitzen auf einem Bett oder Stuhl ohne Rücken- oder Seitenstütze

Bewertung:

Einstufung	die Person kann ...
selbstständig (0 P.):	➤ Aktivität kann ohne Hilfe durchgeführt werden ➤ muss sich mit den Hände abstützen, um die aufrechte Sitzposition zu halten
überwiegend selbstständig (1 P.):	➤ kann sich ohne Seitenstütze nicht oder nur kurz selbstständig in der Sitzposition halten, aber auf einem Sessel mit Armlehne längere Zeit sitzen bleiben
überwiegend unselbstständig (2 P.):	➤ hat eine eingeschränkte Rumpfkontrolle ➤ kann aber in einem Sessel oder Lagerungsstuhl mit entsprechender Sicherung durch Rücken- und Seitenstützen, längere Zeit aufrecht sitzen
unselbstständig (3 P.):	➤ kann sich auch mit Lagerungshilfsmitteln nicht in Sitzposition halten ➤ kann bei fehlender Rumpf- und Kopfkontrolle nur im Bett oder Lagerungsrollstuhl liegend gelagert werden

Formulierungsbeispiele:

Einstufung	der erste Schritt liegt bei Ihnen ...
selbstständig (0 P.):	➤ kann eine aufrechte, freie Sitzposition selbstständig einnehmen und stabil halten ➤ kann eine aufrechte Sitzposition selbstständig einnehmen und durch Abstützen mit den Händen stabil halten
überwiegend selbstständig (1 P.):	➤ kann sich aufgrund xxx ohne Seitenstützen nicht selbstständig in einer aufrechten, freien Sitzposition halten, es besteht punktueller Hilfebedarf, die stabile Sitzposition einzunehmen (teilweise Übernahme) ➤ kann die Sitzposition nur stabil durch den Einsatz von Armlehnen längere Zeit einnehmen; punktueller Hilfebedarf hinsichtlich einer adäquaten Positionseinnahme (teilweise Übernahme)
überwiegend unselbstständig (2 P.):	➤ leidet unter eine eingeschränkten Rumpfkontrolle durch xxx, kann daher selbstständig keine aufrechte, stabile Sitzposition einnehmen, umfassende Hilfeleistungen zur adäquaten Positionseinnahme im Lagerungsstuhl erforderlich (teilweise Übernahme)
unselbstständig (3 P.):	➤ verfügt aufgrund xxx über keine Kopf- und Rumpfkontrolle mehr, kann sich auch mit Lagerungshilfsmitteln nicht in Sitzposition halten; Lagerungen im Bett und im Lagerungsrollstuhl müssen komplett durch die Pflegeperson übernommen werden (vollständige Übernahme)

1.3 Aufstehen aus sitzender Position, Umsetzen (Kabinettsentwurf: Umsetzen)

| beurteilt werden: | – das Aufstehen von einer erhöhten Sitzfläche (Bettkante, Stuhl/Sessel, Bank, Toilette usw.)
– das Umsetzen auf einen Rollstuhl/Toilettenstuhl, Sessel o. ä. |

Bewertung:

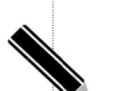

Einstufung	die Person kann …
selbstständig (0 P.):	➤ Aktivität kann ohne Hilfe durchgeführt werden ➤ Aktivität kann ohne personelle Hilfe mittels eines Hilfsmittels oder einem anderen Gegenstand zum Festhalten oder Hochziehen (z. B. Griffstangen) bzw. durch Abstützen auf Tisch/Armlehnen oder sonstigen Gegenständen, durchgeführt werden ➤ kann zwar nicht stehen, sich jedoch mit Armkraft ohne personelle Hilfe umsetzen (z. B. Bett-Rollstuhl, Rollstuhl-Toilette)
überwiegend selbstständig (1 P.):	➤ kann aus eigener Kraft aufstehen oder sich umsetzen, wenn sie eine Hand oder einen Arm gereicht bekommt
überwiegend unselbstständig (2 P.):	➤ die Pflegeperson muss beim Aufstehen/Umsetzen (erheblichen) Kraftaufwand aufbringen (hochziehen, halten, stützen, heben), Person hilft jedoch in geringem Maße noch mit, kann z. B. kurzzeitig stehen
unselbstständig (3 P.):	➤ eine Beteiligung/Mithilfe an der Aktivität ist nicht möglich ➤ Person muss gehoben oder getragen werden

Formulierungsbeispiele:

Einstufung	der erste Schritt liegt bei Ihnen …
selbstständig (0 P.):	➤ kann selbstständig aus sämtlichen sitzenden Positionen aufstehen ➤ kann selbständig, durch Abstützen auf dem Tisch bzw. Armlehnen und sonstigen Gegenständen, aus sitzender Position aufstehen ➤ ist stehunfähig und rollstuhlpflichtig, kann sich jedoch ohne personelle Hilfe durch eigene Kraft umsetzen
überwiegend selbstständig (1 P.):	➤ ist aufgrund xxx in seiner Mobilität eingeschränkt, kann mittels leichtem punktuellen Abstützen durch die Pflegeperson aufstehen (teilweise Übernahme) ➤ ist, aufgrund xxx, stehunfähig, kann Transfers mittels Einhalten am Arm der Pflegeperson durchführen (teilweise Übernahme)
überwiegend unselbstständig (2 P.):	➤ ist durch xxx, erheblich in seiner Mobilität eingeschränkt, kann sich jedoch durch kurzzeitiges Stehen noch in geringem Maße an den Transfers beteiligen; umfassende Hilfe durch die Pflegeperson in Form von hochziehen, halten und stützen, erforderlich (teilweise Übernahme)
unselbstständig (3 P.):	➤ verfügt aufgrund xxx über keine Fähigkeiten zum Aufstehen aus sitzenden Positionen bzw. beim Umsetzen. Transfers erfolgen komplett durch die Pflegeperson mittels Lifter (vollständige Übernahme)

1.4 Fortbewegen innerhalb des Wohnbereichs

beurteilt werden:

- inwieweit sich jemand in der Wohnung oder im Wohnbereich einer Einrichtung zwischen den Zimmern, ggf. unter Nutzung von Hilfsmitteln (Stock, Rollator, Rollstuhl, Gegenstand) sicher bewegen kann
- die übliche Gehstrecke innerhalb der Wohnung bzw. des Wohnbereichs ist wie bisher auch, mit 8 m festgelegt
- Fähigkeiten der räumlichen Orientierung und zum Treppensteigen sind nicht zu berücksichtigen, dies erfolgt an anderer Stelle

Bewertung:

Einstufung

die Person kann ...

selbstständig (0 P.):
(nicht in der Schriftenreihe Modellprogramm zur Weiterentwicklung der Pflegeversicherung Band 2 – „Das neue Begutachtungsinstrument zur Feststellung von Pflegebedürftigkeit" – Begutachtungsmanual – definiert, daher interpretiert)

- ➤ Aktivität kann ohne Hilfe durchgeführt werden
- ➤ kann sich unter selbstständiger Nutzung eines Hilfsmittels (Stock, Rollator, Rollstuhl, Gegenstand) sicher in der Wohnung/Wohnbereich fortbewegen

überwiegend selbstständig (1 P.):

- ➤ kann die Aktivität überwiegend selbstständig durchführen
- ➤ Personelle Hilfe z. B. beim Bereitstellen der Hilfsmittel erforderlich
- ➤ Beobachtung aus Sicherheitsgründen
- ➤ gelegentliches Stützen/Unterhaken

überwiegend unselbstständig (2 P.):

- ➤ Gehen in der Wohnung/im Wohnbereich ist nur mit Stützung oder Festhalten der Person möglich

unselbstständig (3 P.):

- ➤ muss getragen oder im Rollstuhl geschoben werden

Formulierungsbeispiele:

Einstufung

der erste Schritt liegt bei Ihnen ...

selbstständig (0 P.):

- ➤ kann selbstständig und sicher im Wohnbereich gehen
- ➤ kann sich selbständig und sicher mittels Rollator im Wohnbereich fortbewegen

überwiegend selbstständig (1 P.):

- ➤ kann sich nach Bereitstellung des Rollators selbständig im Wohnbereich fortbewegen (Vorbereitung/Nachbereitung)
- ➤ kann sich aufgrund der körperlichen Fähigkeiten im Wohnbereich fortbewegen, punktueller Beaufsichtigungsbedarf aufgrund der bestehenden Sturzgefahr (Beaufsichtigung)
- ➤ kann sich überwiegend selbstständig und sicher im Wohnbereich fortbewegen, aufgrund nachlassender Kräfte ab Spätnachmittag zeitweise leichtes Abstützen durch die Pflegeperson notwendig (teilweise Übernahme)

überwiegend unselbstständig (2 P.):

- ➤ kann sich aufgrund xxx nur mittels Abstützen durch die Pflegeperson fortbewegen (teilweise Übernahme)

unselbstständig (3 P.):

- ➤ ist gehunfähig; es sind keine Ressourcen mehr zur Beteiligung an der Fortbewegung vorhanden, der Rollstuhl muss durch die Pflegeperson komplett geschoben werden (vollständige Übernahme)

1.5 Treppensteigen

| beurteilt werden: | – die Überwindung von Treppen zwischen zwei Etagen
– Treppensteigen ist unabhängig davon zu bewerten, ob in der Wohnung Treppen vorhanden sind |

Bewertung:

Einstufung	die Person kann ...
selbstständig (0 P.): *(nicht in der Schriftenreihe Modellprogramm zur Weiterentwicklung der Pflegeversicherung Band 2 – „Das neue Begutachtungsinstrument zur Feststellung von Pflegebedürftigkeit" – Begutachtungsmanual – definiert, daher interpretiert)*	➤ im Begutachtungsmanual nicht definiert, jedoch interpretierbar: ➤ Aktivität kann ohne Hilfe durchgeführt werden ➤ kann sich unter selbstständiger Nutzung eines Hilfsmittels (z. B. Treppenlift) sicher von einer Etage in die andere bewegen
überwiegend selbstständig (1 P.):	➤ kann die Treppe alleine steigen, benötigt aber Begleitung wegen eines Sturzrisikos
überwiegend unselbstständig (2 P.):	➤ Treppensteigen ist nur mit Stützung oder Festhalten der Person möglich
unselbstständig (3 P.):	➤ muss getragen oder mit Hilfsmitteln transportiert werden, keine Eigenbeteiligung

Formulierungsbeispiele:

Einstufung	der erste Schritt liegt bei Ihnen ...
selbstständig (0 P.):	➤ kann selbstständig und sicher Treppen überwinden ➤ kann selbständig und sicher mittels Lifter die Treppen überwinden
überwiegend selbstständig (1 P.):	➤ kann nach Vorbereitung des Lifters die Treppen selbständig überwinden (Vorbereitung/Nachbereitung) ➤ kann aufgrund der bestehenden körperlichen Fähigkeiten Treppen steigen, Beaufsichtigungsbedarf aufgrund der bestehenden Sturzgefahr (Beaufsichtigung)
überwiegend unselbstständig (2 P.):	➤ kann die Treppen aufgrund xxx nur mit umfassendem Abstützen durch die Pflegeperson steigen (teilweise Übernahme)
unselbstständig (3 P.):	➤ es sind keine Ressourcen mehr zur Beteiligung am Treppensteigen vorhanden, der Treppenlift muss durch die Pflegeperson bedient werden (vollständige Übernahme)

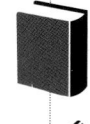

1.6 Veränderungen der Mobilität innerhalb der vergangenen Wochen und Monate

Entwicklungstendenzen in Richtung einer Verbesserung oder Verschlechterung

Formulierungs-
beispiele:

> in den letzten Wochen zunehmender Abbau der körperlichen Fähigkeiten aufgrund Schwäche und Fortschreiten der Grunderkrankung, dadurch Intensivierung des personellen Hilfebedarfs

> durch die umfassende aktivierende Pflege in den letzten 4 Wochen teilweise Fähigkeitssteigerungen, insbesondere im Bereich der Nutzung eines Rollators bei der Fortbewegung

> durch Apoplex links mit Hemiplegie rechts seit xxx erhebliche Einschränkungen in allen Bereichen der Mobilität

4.3 Bewertung des Moduls

Das Modul der Mobilität setzt sich aus 5 Items zusammen, so dass maximal 15 Punkte erreicht werden können.

1. Schritt:
Im 1. Schritt erfolgt die Summierung der Punkte der einzelnen Items, woraus das Gesamtergebnis des Punktewertes für das komplette Modul resultiert. Der maximale Wert, der einer völligen Unselbstständigkeit bei allen Handlungen der Mobilität entspricht, beläuft sich demnach auf 15 Punkte.

2. Schritt:
Im 2. Schritt erfolgt die Transformation der 4-stufigen Skala auf die 5-stufige Skala der Beeinträchtigungen.

3. Schritt:
Im 3. Schritt erfolgt nun die Gewichtung des Punktewertes für den Pflegegrad, wobei das Modul 1 Mobilität mit insgesamt 10 % in die Gesamtauswertung einfließt (siehe Kapitel 12)

Dies stellt sich wie folgt dar:

Schweregrad der Beeinträchtigung der Selbstständigkeit oder der Fähigkeiten	Punktwert im Modul Mobilität	übertragen auf die 5-stufige Skala	gewichteter Punktwert für den Pflegegrad
keine	0 – 1	0	0
geringe	2 – 3	1	2,5
erhebliche	4 – 5	2	5
schwere	6 – 9	3	7,5
schwerste	10 – 15	4	10

Quelle: BGM, Kabinettsentwurf eines Zweiten Pflegestärkungsgesetzes, August 2015

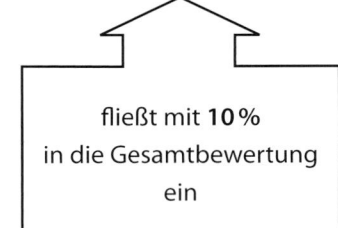

fließt mit **10 %** in die Gesamtbewertung ein

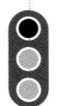

4.4 Mögliche Fehler, deren Konsequenzen und Vorbeugung

Nachfolgend aufgeführte Fehler können zu Missverständnissen in der Begutachtung und damit zu Fehleinschätzungen führen.

darauf sollten Sie achten …		
Mögliche Fehler …	Mögliche Konsequenzen …	Vorbeugung …
Vor- und nachbereitende Maßnahmen werden nicht angemessen dargelegt, z.B. das Bereitstellen der Hilfsmittel beim Gehen.	Der Pflegebedürftige wird bei den entsprechenden Items als „selbstständig" eingestuft, obwohl er eigentlich „nur" über „überwiegende Selbständigkeit" verfügt, was sich letztendlich in der Gesamtpunktzahl und damit ggf. auch bei der Angemessenheit der Einstufung in den Pflegegrad niederschlagen wird.	☒ Schulung und engmaschige Begleitung der Mitarbeiter ☒ Aussagekräftige Pflegedokumentation ☒ Wirksames Controlling (siehe auch Kapitel 1.3 und 11.1)
Der Umfang der teilweisen Übernahme wird nicht vollständig, angemessen bzw. aussagekräftig dargelegt, z.B. die Intensität des Abstützens beim Gehen.	Der Pflegebedürftige wird bei den entsprechenden Items als „überwiegend selbstständig" eingestuft, obwohl er eigentlich „überwiegend unselbständig" ist, was sich letztendlich in der Gesamtpunktzahl und damit ggf. auch bei der Angemessenheit der Einstufung in den Pflegegrad niederschlagen wird.	☒ Schulung und engmaschige Begleitung der Mitarbeiter ☒ Aussagekräftige Pflegedokumentation ☒ Wirksames Controlling (siehe auch Kapitel 1.3 und 11.1)
Der Pflegebedürftige befindet sich bei der Begutachtung in seiner besten Tagesform und kann sich wesentlich umfangreicher an den Handlungen beteiligen, als „normal", zudem zeigt er ein ausgeprägtes Fassadenverhalten; innerhalb der Pflegedokumentation finden sich diesbezüglich keine aussagekräftigen Aussagen.	in der Begutachtung entsteht der Eindruck, dass der Pflegebedürftige über wesentlicher höhere Fähigkeiten verfügt, was nicht der Realität entspricht. Es besteht ein hohes Risiko von Missverständnissen, welches dazu führen kann, dass er z.B. als „überwiegend selbstständig" eingestuft wird, obwohl er eigentlich „überwiegend unselbständig" ist, was sich letztendlich in der Gesamtpunktzahl und damit ggf. auch bei der Angemessenheit der Einstufung in den Pflegegrad niederschlagen wird.	☒ Darlegung des bestehenden Fassadenverhaltens gemäß Kapitel 11.2 ☒ Darstellung der unterschiedlichen Tagesformen gemäß Kapitel 11.3 ☒ Schulung und engmaschige Begleitung der Mitarbeiter ☒ Aussagekräftige Pflegedokumentation ☒ Wirksames Controlling (siehe auch Kapitel 1.3 und 11.1)

5   Modul 2: Kognitive und kommunikative Fähigkeiten

5.1   Auszug aus dem Gutachten

Aus dem Begutachtungsmanual

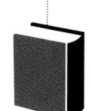

Achtung: Das Modul umfasst ausschließlich zentrale Aspekte kognitiver Funktionen und der Kommunikation, **nicht** die motorische Umsetzung

- die **Einschätzung richtet sich ausschließlich auf basale geistige Funktionen,** wie beispielsweise Fähigkeiten des Erkennens, Entscheidens und/oder Steuerns usw., deren Beeinträchtigung in aller Regel weitreichende Selbstständigkeitseinbußen zur Folge hat.

- die Beurteilung ist unabhängig davon ob diese Fähigkeiten nie ausgeprägt waren, z. B. bei geistig behinderten Menschen, oder ob ein zuvor selbstständiger Pflegebedürftiger die Fähigkeiten verloren hat, z. B. durch eine Demenz

- das Modul gliedert sich in zwei Teile:

    - der erste Teil hinterfragt die Beeinträchtigungen im Bereich der kognitiven Fähigkeiten (Items 2.1 – 2.8)

    - der zweite Teil beinhaltet Aspekte der interpersonellen Kommunikation; inklusive der Fähigkeiten beim Hören und Sprechen (Items 2.9 – 2.11)

Im Gutachten stellt sich dies wie folgt dar:

2. Kognitive und kommunikative Fähigkeiten

Die Fähigkeit ist:
0 = vorhanden/unbeeinträchtigt
1 = größtenteils vorhanden
2 = in geringem Maße vorhanden
3 = nicht vorhanden

		$\square_0$	$\square_1$	$\square_2$	$\square_3$
2.1	Personen aus dem näheren Umfeld erkennen	$\square_0$	$\square_1$	$\square_2$	$\square_3$
2.2	Örtliche Orientierung	$\square_0$	$\square_1$	$\square_2$	$\square_3$
2.3	Zeitliche Orientierung	$\square_0$	$\square_1$	$\square_2$	$\square_3$
2.4	Gedächtnis	$\square_0$	$\square_1$	$\square_2$	$\square_3$
2.5	Mehrschrittige Alltagshandlungen ausführen	$\square_0$	$\square_1$	$\square_2$	$\square_3$
2.6	Entscheidungen im Alltagsleben treffen	$\square_0$	$\square_1$	$\square_2$	$\square_3$
2.7	Sachverhalte und Informationen verstehen	$\square_0$	$\square_1$	$\square_2$	$\square_3$
2.8	Risiken und Gefahren erkennen	$\square_0$	$\square_1$	$\square_2$	$\square_3$
2.9	Mitteilung elementarer Bedürfnisse	$\square_0$	$\square_1$	$\square_2$	$\square_3$
2.10	Verstehen von Aufforderungen	$\square_0$	$\square_1$	$\square_2$	$\square_3$
2.11	Beteiligung an einem Gespräch	$\square_0$	$\square_1$	$\square_2$	$\square_3$

2.12 Veränderungen der Fähigkeiten innerhalb der letzten Wochen/Monate:
☐ Verbesserung
☐ Verschlechterung
☐ Keine Veränderung
☐ Nicht zu beurteilen

2.13 Bestehen realistische Möglichkeiten der Verbesserung? (Mehrfachangaben möglich)
☐ Nein
☐ Ja, durch Durchführung/Optimierung therapeutischer Maßnahmen
☐ Ja, durch Optimierung der räumlichen Umgebung (z. B. zur Erleichterung örtlicher Orientierung)
☐ Ja, durch Hilfsmitteleinsatz bzw. dessen Optimierung
☐ Ja, durch andere Maßnahmen, und zwar: ....
☐ Ja, auch ohne Maßnahmen (Rekonvaleszenz, natürlicher Verlauf)

Quelle: *GKV Spitzenverband; Schriftenreihe Modellprogramm zur Weiterentwicklung der Pflegeversicherung Band 2 – „Das neue Begutachtungsinstrument zur Feststellung von Pflegebedürftigkeit"* **Hinweis:** *im Kabinetts-Entwurf zum PSG II unterscheiden sich die Bezeichnungen der Verrichtungen vereinzelt; d. h. mit Verabschiedung des Gesetzes und der sich derzeit in der Erarbeitung befindlichen Begutachtungsrichtlinien, kann es noch zu Änderungen kommen*

Übergeordnete Bewertungsskala – Ausprägungen:

Ausprägungen	übergeordnete Definitionen
vorhanden/ unbeeinträchtigt (0 P.):	➤ die Fähigkeit ist nahezu vollständig vorhanden
größtenteils vorhanden (1 P.):	➤ die Fähigkeit ist überwiegend (die meiste Zeit über, in den meisten Situationen), aber nicht durchgängig vorhanden. Die Person hat Schwierigkeiten, höhere oder komplexere Anforderungen zu bewältigen
in geringem Maße vorhanden (2 P.):	➤ die Fähigkeit ist stark beeinträchtigt, aber erkennbar vorhanden. Die Person hat häufig und/oder in vielen Situationen Schwierigkeiten. Sie kann nur geringe Anforderungen bewältigen
nicht vorhanden (3 P.):	➤ die Fähigkeit ist nicht oder nur in sehr geringem Maße (sehr selten) vorhanden

Die übergeordnete Bewertungsskala wird im Folgenden auf die Einzelitems 2.1 – 2.11 übertragen, d. h. die Ausprägungen thematisch zu den Einzelitems individualisiert.

5.2 Beschreibung des Moduls und Formulierungshilfen

Die einzelnen Merkmale des Moduls und deren Bewertung

2.1 Personen aus dem näheren Umfeld erkennen
(Kabinettsentwurf: Erkennen von Personen aus dem näheren Umfeld)

Beurteilung folgender Fähigkeiten:	– Personen aus dem näheren Umfeld wiederzuerkennen, zu denen im Alltag regelmäßig ein direkter Kontakt besteht
	– hierzu gehören Familienmitglieder, Nachbarn, aber auch Pflegekräfte

Bewertung:

Einstufung	Fähigkeiten
vorhanden/ unbeeinträchtigt (0 P.):	➤ die Fähigkeit ist nahezu vollständig vorhanden
größtenteils vorhanden (1 P.):	➤ erkennt die Person z. B. erst nach einer längeren Zeit des Kontakts in einem Gespräch
	➤ hat nicht täglich, aber doch in regelmäßigen Abständen Schwierigkeiten, vertraute Personen zu erkennen
in geringem Maße vorhanden (2 P.):	➤ Personen aus dem näheren Umfeld werden nur selten erkannt
	➤ die Fähigkeit hängt von der Tagesform ab und unterliegt im Zeitverlauf erheblichen Schwankungen
nicht vorhanden (3 P.):	➤ selbst Familienmitglieder werden nicht oder nur ausnahmsweise erkannt

Formulierungsbeispiele:

Einstufung	der erste Schritt liegt bei Ihnen…
vorhanden/ unbeeinträchtigt (0 P.):	➤ Fähigkeiten sind unbeeinträchtigt, erkennt Familienangehörige durchgängig; auch nahestehende Pflegekräfte können uneingeschränkt eingeordnet werden
größtenteils vorhanden (1 P.):	➤ kann Familienangehörige und nahestehende Pflegekräfte nach längerer Zeit der Kontaktaufnahme einordnen
	➤ kann Familienangehörige und nahestehende Pflegekräfte überwiegend einordnen, bei sehr schlechter Tagesform jedoch nur unter Hilfestellungen in Form anleitender Orientierungshilfen, dann Erkennen vertrauter Personen
in geringem Maße vorhanden (2 P.):	➤ kann Familienangehörige und nahestehende Pflegekräfte nur noch selten erkennen, überwiegend können diese jedoch, insbesondere bei schlechter Tagesform, nicht mehr zugeordnet werden; es bestehen erhebliche Schwankungen in den Tagesformen, umfassender Hilfebedarf in Form anleitender Orientierungshilfen
	➤ kann Familienangehörige und nahestehende Pflegekräfte nur noch selten einordnen, es besteht umfassender Hilfebedarf, damit ein Teil der vertrauten Personen noch zugeordnet werden kann
nicht vorhanden (3 P.):	➤ vertraute Personen können aufgrund der bereits stark fortgeschrittenen Demenz, nicht mehr zugeordnet werden

2.2 Örtliche Orientierung

Beurteilung folgender Fähigkeiten:
- sich in der räumlichen Umgebung zurechtzufinden
- andere Orte gezielt anzusteuern
- zu wissen, wo man sich befindet

Hilfe zur Ermittlung:
- die Frage in welcher Stadt, auf welchem Stockwerk und ggf. in welcher Einrichtung die Person sich befindet, wird korrekt beantwortet
- regelmäßig genutzte Räumlichkeiten (z. B. eigenes Zimmer, Wohnzimmer usw.) werden stets erkannt
- ein Verirren in der eigenen Wohnung bzw. im Wohnbereich kommt nicht vor
- findet sich auch in der näheren außerhäuslichen Umgebung zurecht, d. h. die Person weiß, wie sie z. B. zu benachbarte Geschäften, zur Bushaltestelle oder zu anderen nahe gelegenen Örtlichkeiten gelangt

Bewertung:

Einstufung	Fähigkeiten
vorhanden/ unbeeinträchtigt (0 P.):	➤ die Fähigkeit ist nahezu vollständig vorhanden
größtenteils vorhanden (1 P.):	➤ findet sich in den eigenen Wohnräumen zurecht
	➤ Orientierungsschwierigkeiten in der außerhäuslichen Umgebung (z. B. nach Verlassen des Hauses wieder den Weg zurück zu finden)
in geringem Maße vorhanden (2 P.):	➤ hat auch in der gewohnten Wohnumgebung Schwierigkeiten sich zurechtzufinden
	➤ regelmäßig genutzte Räumlichkeiten und Wege in der Wohnumgebung werden nicht immer erkannt
nicht vorhanden (3 P.):	➤ ist selbst in der eigenen Wohnumgebung regelmäßig auf Unterstützung angewiesen

Formulierungsbeispiele:

Einstufung	der erste Schritt liegt bei Ihnen...
vorhanden/ unbeeinträchtigt (0 P.):	➤ Fähigkeiten sind unbeeinträchtigt, weiß in welcher Stadt, auf welchem Stockwerk bzw. in welcher Einrichtung er sich befindet; findet sich sowohl innerhäuslich, als auch außerhäuslich uneingeschränkt zurecht
größtenteils vorhanden (1 P.):	➤ Orientierung in den eigenen Wohnbereichen/-räumen unbeeinträchtigt; hat jedoch Probleme nach Verlassen des Hauses, den Weg zurückzufinden, dann umfassende Anleitung im Sinne von Aufforderungen zum gezielten Ansteuern des Hauses/Einrichtung; punktuelle Beaufsichtigung im Sinne einer Erledigungskontrolle
in geringem Maße vorhanden (2 P.):	➤ findet sich nur bei guter Tagesform in der gewohnten Wohnumgebung zurecht; ansonsten erhebliche Probleme, verirrt sich dann häufig, umfassender personeller Hilfebedarf in Form durchgängiger Anleitung zum zweckgerichteten Ansteuern des Zielortes, sowie durchgehender Beaufsichtigungsbedarf in Form von Erledigungskontrollen erforderlich
	➤ findet sich nur zeitweise in der gewohnten Wohnumgebung zurecht; weiß oftmals nicht, wo er sich befindet, ein zielgerichtetes Ansteuern von Orten ist nur bei sehr guter Tagesform noch selten möglich, umfassender Hilfebedarf
nicht vorhanden (3 P.):	➤ ist aufgrund xxx örtlich komplett desorientiert

2.3 Zeitliche Orientierung

| Beurteilung folgender Fähigkeiten: | – zeitliche Strukturen zu erkennen
– dazu gehören: Uhrzeit, Tagesabschnitte (Vormittag, Nachmittag, Abend usw.), Jahreszeiten, zeitliche Abfolge des eigenen Lebens |

Hilfe zur Ermittlung:
– Fragen nach der Jahreszeit, dem Jahr, dem Wochentag, dem Monat oder der Tageszeit

Bewertung:

Einstufung	Fähigkeiten
vorhanden/ unbeeinträchtigt (0 P.):	➤ die Fähigkeit ist ohne nennenswerte Einschränkung vorhanden
größtenteils vorhanden (1 P.):	➤ ist die meiste Zeit zeitlich orientiert, aber nicht durchgängig ➤ hat Schwierigkeiten ohne äußere Orientierungshilfen (z. B Uhr, Dunkelheit usw.) den Tagesabschnitt zu bestimmen
in geringem Maße vorhanden (2 P.):	➤ zeitliche Orientierung ist die meiste Zeit nur in Ansätzen vorhanden ➤ ist auch unter Nutzung äußerer Orientierungshilfen zumeist nicht in der Lage, Tageszeiten zu erkennen, zu denen regelmäßig bestimmte Ereignisse stattfinden (z. B. Mittagessen)
nicht vorhanden (3 P.):	➤ das Verständnis für zeitliche Strukturen und Abläufe ist kaum oder nicht mehr vorhanden

Formulierungsbeispiele:

Einstufung	der erste Schritt liegt bei Ihnen…
vorhanden/ unbeeinträchtigt (0 P.):	➤ Fähigkeiten sind unbeeinträchtigt, zeitliche Strukturen können komplett zugeordnet werden
größtenteils vorhanden (1 P.):	➤ ist überwiegend zeitlich orientiert, ist durch äußere Orientierungshilfen (Uhr, Helligkeit usw.) in der Lage Tagesabschnitte einzuordnen; zur Gewährleistung einer angemessenen zeitlichen Abfolge zeitweise personeller Hilfebedarf in Form von punktuellen Aufforderungen ➤ kann die Uhr ablesen und Tagesabschnitte zuordnen; zeitweise Schwierigkeiten bei der Zuordnung von Jahreszeiten, dann Aufforderungsbedarf, z. B. zur adäquaten Auswahl der Kleidung
in geringem Maße vorhanden (2 P.):	➤ Zeitliche Orientierung ist je nach Tagesform nur noch in Ansätzen vorhanden. Kann bei guter Tagesform Tageszeiten (Tag oder Nacht) und Jahreszeiten zeitweise erkennen, Uhrzeiten und regelmäßige Ereignisse (Frühstück, Mittagessen usw.) können nicht mehr adäquat zugeordnet werden. Es besteht ein umfassender Hilfebedarf in Form von Anleitung und Beaufsichtigung im Sinne von Durchführungs- und Erledigungskontrollen
nicht vorhanden (3 P.):	➤ ist aufgrund der bereits stark fortgeschrittenen Demenz, zeitlich komplett desorientiert ➤ kein Verständnis mehr für zeitliche Strukturen und Abläufe

2.4 Gedächtnis (Kabinettsentwurf: Erinnern an wesentliche Ereignisse oder Beobachtungen)

Beurteilung folgender Fähigkeiten:
– sich an wesentliche Ereignisse oder Beobachtungen zu erinnern; hierbei sowohl kurz zurückliegende Ereignisse/Beobachtungen (gleicher Tag), wie auch länger zurückliegende (fernere Vergangenheit)

Hilfe zur Ermittlung:
– Kurzzeitgedächtnis: Fragen danach, was z. B. zum Frühstück gegessen wurde oder mit welchen Tätigkeiten der Vormittag verbracht wurde
– Langzeitgedächtnis: Fragen nach dem Geburtsjahr, Geburtsort oder wichtigen Bestandteilen des Lebensverlaufs wie Eheschließung, Berufstätigkeit usw.

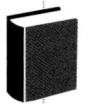

Bewertung:

Einstufung	Fähigkeiten
vorhanden/ unbeeinträchtigt (0 P.):	➤ die Fähigkeiten des Kurz- und Langzeitgedächtnisses sind unbeeinträchtigt vorhanden
größtenteils vorhanden (1 P.):	➤ hat Schwierigkeiten, sich an manche kurz zurückliegende Ereignisse zu erinnern und/oder muss hierzu länger nachdenken ➤ es bestehen keine nennenswerte Probleme, sich an Ereignisse aus der eigenen Lebensgeschichte zu erinnern
in geringem Maße vorhanden (2 P.):	➤ kurz zurückliegende Ereignisse werden häufig vergessen ➤ nicht alle, aber wichtige Ereignisse aus der eigenen Lebensgeschichte sind noch präsent
nicht vorhanden (3 P.):	➤ ist nicht (oder nur selten) in der Lage, sich an Ereignisse, Dinge oder Personen aus der eigenen Lebensgeschichte zu erinnern

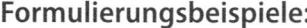

Formulierungsbeispiele:

Einstufung	der erste Schritt liegt bei Ihnen...
vorhanden/ unbeeinträchtigt (0 P.):	➤ Fähigkeiten des Kurz- und Langzeitgedächtnisses sind unbeeinträchtigt
größtenteils vorhanden (1 P.):	➤ kann sich umfassend an Ereignisse aus der eigenen Lebensgeschichte erinnern; Langzeitgedächtnis ist unbeeinträchtigt, kurz zurückliegende Ereignisse können jedoch nur noch teilweise eingeordnet werden, zeitweise personelle Hilfestellung in Form punktueller auffordernder Erinnerungshilfen notwendig ➤ Fähigkeiten des Langzeitgedächtnisses sind unbeeinträchtigt, über kurz zurückliegende Ereignisse muss jedoch zeitweise länger nachgedacht werden, vereinzelt bestehender personeller Hilfebedarf in Form punktueller auffordernder Erinnerungshilfen
in geringem Maße vorhanden (2 P.):	➤ Je nach Tagesform umfassende Einschränkungen des Kurz- und Langzeitgedächtnisses; kurz zurückliegende Ereignisse können in der Regel nicht mehr zugeordnet werden; durchgängiger personeller Hilfebedarf in Form ständiger auffordernder Erinnerungshilfen; erinnert sich jedoch noch an ihre Heirat und ihre Kinder
nicht vorhanden (3 P.):	➤ Erhebliche Einschränkungen des Kurz- und Langzeitgedächtnisses; auch wichtige Ereignisse aus der eigenen Lebensgeschichte können selbst bei bester Tagesform, nicht mehr zugeordnet werden

2.5 Mehrschrittige Alltagshandlungen ausführen
(Kabinettsentwurf: Steuern von mehrschrittigen Alltagshandlungen)

Beurteilung folgender Fähigkeiten:	– mehrschrittige Alltagshandlungen in der richtigen Reihenfolge und bis zum Abschluss ausführen bzw. steuern zu können – zielgerichtete Handlungen, die diese Person täglich oder nahezu täglich im Lebensalltag durchführt oder durchgeführt hat und die eine Abfolge von Teilschritten umfassen, z. B. das komplette Ankleiden

Bewertung:

Einstufung	die Person ...
vorhanden/ unbeeinträchtigt (0 P.):	➤ ist in der Lage, die erforderlichen Handlungsschritte selbstständig in der richtigen Reihenfolge auszuführen oder zu steuern, sodass das angestrebte Ergebnis der Handlung erreicht wird
größtenteils vorhanden (1 P.):	➤ verliert manchmal den Faden und vergisst, welcher Handlungsschritt der nächste ist ➤ mit Erinnerungshilfe kann sie die Handlung aber selbstständig fortsetzen
in geringem Maße vorhanden (2 P.):	➤ hat erhebliche Schwierigkeiten, verwechselt regelmäßig die Reihenfolge der einzelnen Handlungsschritte ➤ vergisst einzelne notwendige Handlungsschritte
nicht vorhanden (3 P.):	➤ beginnt mehrschrittige Alltagshandlungen erst gar nicht oder gibt nach den ersten Versuchen auf

Formulierungsbeispiele:

Einstufung	der erste Schritt liegt bei Ihnen ...
vorhanden/ unbeeinträchtigt (0 P.):	➤ kann mehrschrittige Alltagshandlungen/zielgerichtete Handlungen uneingeschränkt durchführen
größtenteils vorhanden (1 P.):	➤ kann Handlungen überwiegend zielgerichtet umsetzen, zeitweise bzw. je nach Komplexität der Handlung teilweise, Anleitungsbedarf im Sinne von erinnernden Aufforderungen ➤ mehrschrittige Alltagshandlungen können überwiegend zugeordnet und in zielgerichtete Handlungen umgesetzt werden, vergisst jedoch vereinzelt den nächsten Handlungsschritt, daher punktueller Anleitungsbedarf im Sinne von erinnernden Aufforderungen und partielle Beaufsichtigung in Form von Durchführungs- und Erledigungskontrollen
in geringem Maße vorhanden (2 P.):	➤ zielgerichtete Handlungen sind nur sehr eingeschränkt möglich, vergisst notwendige Handlungsschritte und hält die Reihenfolge häufig nicht adäquat ein, daher durchgängiger kleinschrittiger Anleitungsbedarf und eine durchgehende Beaufsichtigung in Form von Durchführungs- und Erledigungskontrollen
nicht vorhanden (3 P.):	➤ mehrschrittige Alltagshandlungen können nicht mehr umgesetzt werden; kann sich noch bei sehr guter Tagesform zeitweise unter kleinschrittiger Anleitung und durchgängiger Beaufsichtigung in Form von Durchführungs- und Erledigungskontrollen an einfachen Handlungsschritten beteiligen, gibt jedoch sehr schnell wieder auf, überwiegend müssen diese von der Pflegeperson gesteuert bzw. übernommen werden (teilweise Übernahme in Kombination mit Vor-/Nachbereitung, Anleitung und Beaufsichtigung bis hin zur vollständige Übernahme)

2.6 Entscheidungen im Alltagsleben treffen
(Kabinettsentwurf: Treffen von Entscheidungen im Alltag)

es wird beurteilt inwieweit die Fähigkeiten bestehen, **alltägliche** Entscheidungen zu treffen:

Beurteilung folgender Fähigkeiten:
– dazu gehören: z. B. eine dem Wetter angepasste Auswahl der Kleidung, Entscheidung über die Durchführung von Aktivitäten (z. B. Einkaufen, Familienangehörige oder Freunde anzurufen, einer Freizeitbeschäftigung nachzugehen)
– **entscheidend ist:** ob die Entscheidungen folgerichtig, d. h. geeignet sind das angestrebte Ziel zu erreichen und/oder ein gewisses Maß an Sicherheit und Wohlbefinden oder Bedürfnisbefriedigung zu gewährleisten (z. B. warme Kleidung)

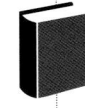

Bewertung:

Einstufung

die Person …

vorhanden/ unbeeinträchtigt (0 P.):
➤ trifft auch in unbekannten Situationen folgerichtige Entscheidungen (z. B. Umgang mit unbekannten Personen, die an der Haustür klingeln)

größtenteils vorhanden (1 P.):
➤ trifft im Rahmen der Alltagsroutinen oder durch vorheriges Besprechen der Situation folgerichtige Entscheidungen
➤ hat aber Schwierigkeiten, sich in unbekannten Situationen zurechtzufinden

in geringem Maße vorhanden (2 P.):
➤ trifft zwar Entscheidungen, diese sind jedoch in der Regel nicht geeignet, ein bestimmtes Ziel zu erreichen bzw. Sicherheit und Wohlbefinden (Bedürfnisbefriedung) zu gewährleisten (z. B. will mit leichter Bekleidung bei winterlichen Temperaturen im Freien spazieren gehen)
➤ berücksichtigt Sicherheitsaspekte nicht angemessen (z. B. möchte das Haus verlassen, obwohl sie sich im außerhäuslichen Bereich nicht orientieren kann und sich ohne Unterstützung verlaufen würde)
➤ setzt einfache Verbote/Gebote nur mehr oder weniger um
➤ ist ohne Unterstützung (in Form von Anleitung, Aufforderung, Aufzeigen von Handlungsalternativen) nicht in der Lage, zu Entscheidungen zu gelangen

nicht vorhanden (3 P.):
➤ kann Entscheidungen auch mit Unterstützung nicht mehr oder nur selten treffen
➤ zeigt keine deutbaren Reaktionen auf das Angebot mehrerer Entscheidungsalternativen

Formulierungsbeispiele:	
Einstufung	**der erste Schritt liegt bei Ihnen …**

**vorhanden/
unbeeinträchtigt (0 P.):**

➤ Fähigkeiten sind unbeeinträchtigt, kann uneingeschränkt folgerichtige Entscheidungen im Alltagsleben treffen

**größtenteils
vorhanden (1 P.):**

➤ kann in Bezug auf Alltagsroutinen überwiegend folgerichtige Entscheidungen treffen, bei eher seltener schlechter Tagesform können Entscheidungen nur nach vorherigem Besprechen der Situation bis hin zu vereinzelter Darlegung von Entscheidungsalternativen (punktuelle Anleitung/Aufforderung) folgerichtig getroffen werden; zur Entscheidungsfindung in unbekannten Situationen erhöhter personeller Hilfebedarf in Form von punktuellen, bis situationsabhängig umfassenderen Aufforderungen

**in geringem Maße
vorhanden (2 P.):**

➤ kann Entscheidungen treffen und verbalisieren, diese sind jedoch überwiegend nicht zielführend; d. h. wählt z. B. Bekleidung ausschließlich nach dem tagesformabhängigen „Geschmack" aus, ohne jahreszeitlich relevante Anforderungen zu berücksichtigen, daher umfassender Anleitungsbedarf und Beaufsichtigung im Sinne einer Durchführungs- und Erledigungskontrolle

➤ kann keine durchgängig adäquaten Entscheidungen treffen, zeitweise Gefahr der Selbstgefährdung durch den Wunsch das Haus verlassen zu wollen, trotz der bestehenden Einschränkungen in der örtlichen Orientierung

➤ ist nicht in der Lage folgerichtige Entscheidungen zielführend unter Berücksichtigung bedürfnisbefriedigender und sicherheitsrelevanter Aspekte zu treffen. Kann sich jedoch bei guter Tagesform unter Anleitung und bei Aufzeigen von Handlungsalternativen teilweise an einer Entscheidungsfindung beteiligen

nicht vorhanden (3 P.):

➤ kann aufgrund der bereits stark fortgeschrittenen Demenz, auch mit personeller Hilfestellung, keine folgerichtigen Entscheidungen mehr treffen

➤ auch bei Aufzeigen von Entscheidungsalternativen keine deutbaren Reaktionen (verbal und nonverbal) mehr erkennbar

2.7 Sachverhalte und Informationen verstehen
(Kabinettsentwurf: Verstehen von Sachverhalten und Informationen)

es wird beurteilt inwieweit die Fähigkeiten bestehen, Situationen, Ereignisse oder schriftliche/mündliche Informationen aufzunehmen und richtig zu deuten; dies betrifft Ereignisse und Inhalte, die Bestandteil des **Alltagslebens** der meisten Menschen sind, dazu gehören:

Beurteilung folgender Fähigkeiten:
- die Fähigkeit zu erkennen, dass man sich in einer bestimmten Situation befindet, z. B. gemeinschaftliche Aktivitäten mit anderen Menschen, Versorgung durch eine Pflegekraft, MDK-Begutachtung
- die Fähigkeit, Informationen zum Tagesgeschehen aus den Medien (z. B. Fernsehgerät, Tageszeitung) aufzunehmen und inhaltlich zu verstehen
- die Fähigkeit, von anderen Personen mündlich übermittelte Informationen aufzunehmen und inhaltlich zu verstehen

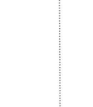

Bewertung:

Einstufung	die Person ...
vorhanden/ unbeeinträchtigt (0 P.):	➤ kann die Sachverhalte und Informationen aus dem Alltagsleben ohne nennenswerte Probleme verstehen
größtenteils vorhanden (1 P.):	➤ kann einfache Sachverhalte und Informationen nachvollziehen ➤ hat Schwierigkeiten kompliziertere Sachverhalte und Informationen aufzunehmen und zu verstehen
in geringem Maße vorhanden (2 P.):	➤ kann auch einfache Informationen häufig nur nachvollziehen, wenn diese nochmals erklärt werden ➤ das Verständnis hängt sehr stark von der Tagesform ab
nicht vorhanden (3 P.):	➤ gibt weder verbal noch nonverbal zu erkennen, dass sie die Situationen und übermittelten Informationen verstehen kann

Formulierungsbeispiele:

Einstufung	der erste Schritt liegt bei Ihnen ...
vorhanden/ unbeeinträchtigt (0 P.):	➤ Fähigkeiten sind unbeeinträchtigt, kann Sachverhalte und Informationen aus dem Alltagsleben adäquat verstehen
größtenteils vorhanden (1 P.):	➤ kann einfache Sachverhalte und Informationen nachvollziehen; liest auch die Tageszeitung und kann einfache Informationen aufnehmen und inhaltlich verstehen; auch Aufforderungen können eingeordnet und aufgrund der kognitiven Fähigkeiten umgesetzt werden, bei komplizierten Sachverhalte erhöhter personeller Hilfebedarf in Form von Erklärungen sowie punktuellen Anleitungen und Aufforderungen
in geringem Maße vorhanden (2 P.):	➤ Fähigkeiten sind stark tagesformabhängig. Bei guter Tagesform können einfache Informationen nach Erklärung zeitweise adäquat eingeordnet und verstanden, sowie einfache Aufforderungen umgesetzt werden; bei schlechter Tagesform durchgängiger Erklärungsbedarf mit umfassender Anleitungs-/Aufforderungsnotwendigkeit; komplexe Situationen und Informationen können nicht mehr eingeordnet werden
nicht vorhanden (3 P.):	➤ Erhebliche Einschränkungen, ist situativ komplett desorientiert; gibt auch auf mehrmalige Nachfrage weder verbal, noch nonverbal zu erkennen, dass die Situation und die übermittelten Informationen verstanden wurden

2.8 Risiken und Gefahren erkennen (Kabinettsentwurf: Erkennen von Risiken und Gefahren)

dies umfasst Risiken und Gefahren sowohl in der häuslichen, als auch in der außerhäuslichen Umgebung, dazu gehören:

Beurteilung folgender Fähigkeiten: – Strom- und Feuerquellen, Barrieren und Hindernisse auf dem Fußboden bzw. auf Fußwegen, problematische Beschaffenheit des Bodens (z. B. erhöhte Sturzgefahr durch Glätte) oder Gefahrenzonen in der außerhäuslichen Umgebung (z. B. verkehrsreiche Straßen, Baustellen usw.)

Bewertung:

Einstufung — **die Person ...**

vorhanden/ unbeeinträchtigt (0 P.):
➤ kann Risiken und Gefahrenquellen im Alltagsleben ohne Weiteres erkennen

größtenteils vorhanden (1 P.):
➤ kann meist nur solche Risiken und Gefahren erkennen, die sich in der vertrauten innerhäuslichen Wohnumgebung wiederfinden

➤ hat aber Schwierigkeiten, Risiken im Straßenverkehr adäquat einzuschätzen oder Gefährdungen in ungewohnter Umgebung zu erkennen

in geringem Maße vorhanden (2 P.):
➤ kann auch Risiken und Gefahren, denen häufiger begegnet wird (insbesondere in der Wohnumgebung), häufig nicht als solche erkennen

nicht vorhanden (3 P.):
➤ kann Risiken und Gefahren so gut wie gar nicht erkennen

Formulierungsbeispiele:

Einstufung — **der erste Schritt liegt bei Ihnen ...**

vorhanden/ unbeeinträchtigt (0 P.):
➤ Fähigkeiten sind unbeeinträchtigt, kann sowohl im innerhäuslichen als auch im außerhäuslichen Bereich Risiken und Gefahrenquellen erkennen

größtenteils vorhanden (1 P.):
➤ kann innerhäusliche Risiken und Gefahrenquellen, die sich in der vertrauten Wohnumgebung befinden, adäquat erkennen; zur Gewährleistung der außerhäuslichen Sicherheit erhöhter personeller Hilfebedarf in Form von Erklärungen, punktuellen Anleitungen und Aufforderungen sowie partieller Beaufsichtigung

in geringem Maße vorhanden (2 P.):
➤ Fähigkeiten sind stark eingeschränkt. Außerhäusliche Risiken und Gefahrenquellen können nicht mehr eingeordnet werden, auch in der gewohnten Wohnumgebung werden Risiken und Gefahrenquellen häufig nicht mehr als solche erkannt, des weiteren tagesformabhängige erhebliche Selbstgefährdung durch Überschätzung der eigenen Fähigkeiten, daher umfänglicher Erklärungsbedarf mit intensiver Anleitungs-/Aufforderungs- und Beaufsichtigungsnotwendigkeit zur Wahrung der Sicherheit

nicht vorhanden (3 P.):
➤ Risiken und Gefahrenquellen können überhaupt nicht mehr eingeordnet werden; zudem erhebliche Selbstgefährdung durch Überschätzung der eigenen Fähigkeiten, daher umfassender Erklärungsbedarf mit durchgängiger Anleitungs-/Aufforderungs- und Beaufsichtigungsnotwendigkeit zur Wahrung der Sicherheit

2.9 Mitteilung elementarer Bedürfnisse
(Kabinettsentwurf: Mitteilen von elementaren Bedürfnissen)

Beurteilung folgender Fähigkeiten:	– es wird beurteilt inwieweit die Fähigkeiten bestehen, Hunger, Durst, Schmerz, Frieren, Erschöpfung usw. zu äußern; bei Sprachstörungen ggf. durch Laute, Mimik und/oder Gestik bzw. unter Nutzung von Hilfsmitteln

Bewertung:

Einstufung	die Person ...
vorhanden/ unbeeinträchtigt (0 P.):	➤ kann elementare Bedürfnisse ohne Einschränkungen adäquat mitteilen
größtenteils vorhanden (1 P.):	➤ kann gezielte Fragen nach elementaren Bedürfnissen adäquat beantworten ➤ äußert sich aber nicht immer von sich aus
in geringem Maße vorhanden (2 P.):	➤ hat erhebliche Einschränkungen. Elementare Bedürfnisse sind nur aus nonverbalen Reaktionen (Mimik, Gestik, Lautäußerungen) ableitbar, ggf. nach oder durch entsprechende(r) Stimulation oder ➤ äußert von sich aus keine elementaren Bedürfnisse, muss dazu ständig angeleitet werden, kann aber Zustimmung oder Ablehnung deutlich machen
nicht vorhanden (3 P.):	➤ äußert nicht oder nur sehr selten Bedürfnisse, auch nicht in nonverbaler Form. Sie zeigt keine Eigeninitiative, kann Anleitung und Aufforderungen nicht kognitiv umsetzen ➤ keine deutbaren Reaktionen

Formulierungsbeispiele:

Einstufung	der erste Schritt liegt bei Ihnen ...
vorhanden/ unbeeinträchtigt (0 P.):	➤ Fähigkeiten sind unbeeinträchtigt, kann elementare Bedürfnisse verbal und nonverbal adäquat mitteilen
größtenteils vorhanden (1 P.):	➤ kann elementare Bedürfnisse auf gezielte Fragen adäquat mitteilen; muss dazu allerdings zeitweise punktuell aufgefordert werden
in geringem Maße vorhanden (2 P.):	➤ elementare Bedürfnisse können bei guter Tagesform nach umfassenden Aufforderungen mittels ja/nein-Fragen zeit- und teilweise durch Lautäußerungen mitgeteilt werden, insbesondere Ablehnung wird dabei nonverbal überwiegend nachvollziehbar deutlich ➤ hat erhebliche Einschränkungen bei der Mitteilung elementarer Bedürfnisse; aus den nonverbalen Reaktionen nach konkreten Angeboten können die Bedürfnisse durch die Mimik und Gestik noch überwiegend abgeleitet werden
nicht vorhanden (3 P.):	➤ Umfassende Einschränkungen, zeigt keine Eigeninitiative, auch bei konkreten Angeboten keine deutbare Reaktion mehr erkennbar; auch nicht nonverbal ➤ Umfassende Einschränkungen, kann Anleitungen und Aufforderungen kognitiv nicht umsetzen, äußert bei sehr guter Tagesform sehr selten vereinzelt nonverbal Ablehnung (Mimik) während eines konkreten Angebots

2.10 Verstehen von Aufforderungen

Beurteilung folgender Fähigkeiten:	– Aufforderungen und Bitten zu alltäglichen Grundbedürfnissen wie z. B. essen, trinken, kleiden und beschäftigen erkennbar zu verstehen
	– neben kognitiven Beeinträchtigungen sind hier **auch Hörstörungen** zu berücksichtigen

Bewertung:

Einstufung | **die Person …**

vorhanden/ unbeeinträchtigt (0 P.):
> kann verbal formulierte Aufforderungen verstehen und nach den individuellen Möglichkeiten umsetzen

größtenteils vorhanden (1 P.):
> kann einfache Bitten und Aufforderungen, wie z. B. an den Tisch setzen, die Jacke anziehen, zum Essen kommen usw., verstehen; Aufforderungen in nicht alltäglichen Situationen müssen erklärt werden
> ggf. laute Ansprache, Wiederholungen, Zeichensprache oder Schrift erforderlich, um Aufforderungen verständlich zu machen

in geringem Maße vorhanden (2 P.):
> kann Aufforderungen/Bitten meist nicht verstehen, wenn diese nicht wiederholt geäußert und erläutert werden
> Verständnis ist von der Tagesform abhängig
> zeigt aber Zustimmung oder Ablehnung gegenüber nonverbalen Aufforderungen (z. B. Berührungen, Geleiten an den Esstisch usw.)

nicht vorhanden (3 P.):
> kann Anleitungen und Aufforderungen nicht verstehen

Formulierungsbeispiele:

Einstufung | **der erste Schritt liegt bei Ihnen …**

vorhanden/ unbeeinträchtigt (0 P.):
> Fähigkeiten sind unbeeinträchtigt, kann verbal formulierte Aufforderungen uneingeschränkt verstehen und setzt diese im Rahmen seiner individuellen Möglichkeiten adäquat um

größtenteils vorhanden (1 P.):
> kann einfache Bitten/Aufforderungen verstehen und setzt diese adäquat um; bei einfachen Aufforderungen in Bezug auf nicht alltägliche und/oder komplexeren Situationen zeitweise erhöhter Erklärungsbedarf
> leidet unter einer Höreinschränkung, die auch durch die Hörgeräte nicht komplett kompensiert wird. Kann einfache Aufforderungen durch laute Ansprache und nach Bedarf zeitweisen erneuten Wiederholungen, sowie wenn möglich nonverbaler Impulsgebung (z. B. Zuprosten), verstehen und setzt diese dann adäquat um

in geringem Maße vorhanden (2 P.):
> kann einfache Bitten/Aufforderungen aufgrund der kognitiven Einschränkungen in Verbindung mit einer nicht mehr kompensierbaren Hörstörung nur nach ständigen Wiederholungen und Erklärungen teilweise verstehen und umsetzen
> Einfache Aufforderungen können nur bei guter Tagesform und durch ständige Wiederholungen bis hin zur Demonstration/nonverbalen Impulsgebung teilweise verstanden und umgesetzt werden; ist dabei überwiegend in der Lage, Zustimmung oder Ablehnung nonverbal durch Mimik und Gestik und zeitweise durch Laute deutlich zu machen

nicht vorhanden (3 P.):
> Aufforderungen/Bitten und Anleitungen können aufgrund der bereits sehr weit fortgeschrittenen Demenz nicht mehr eingeordnet, verstanden und umgesetzt werden

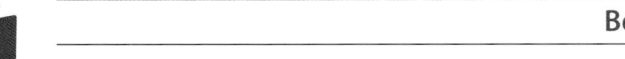

2.11 Beteiligung an einem Gespräch (Kabinettsentwurf: Beteiligen an einem Gespräch)

| Beurteilung folgender Fähigkeiten: | – in einem Gespräch Gesprächsinhalte aufzunehmen, sinngerecht zu antworten und zur Weiterführung des Gesprächs Inhalte einzubringen |
| | – neben kognitiven Beeinträchtigungen sind hier auch **Hör- und Sprechstörungen** zu berücksichtigen |

Bewertung:

Einstufung	die Person ...
vorhanden/ unbeeinträchtigt (0 P.):	➤ kommt sowohl in Einzel- als auch in Gesprächen kleiner Gruppen gut zurecht
	➤ zeigt im Gespräch Eigeninitiative, Interesse und beteiligt sich, wenn vielleicht auch nur auf direkte Ansprache hin
	➤ Äußerungen passen zu den Inhalten des Gesprächs
größtenteils vorhanden (1 P.):	➤ kommt in Gesprächen mit einer Person gut zurecht, in Gruppen ist sie jedoch meist überfordert und verliert den Faden
	➤ Wortfindungsstörungen treten ggf. regelmäßig auf
	➤ ist häufig auf laute Ansprache oder Wiederholung von Worten/Sätzen angewiesen
in geringem Maße vorhanden (2 P.):	➤ zeigt nur wenig Eigeninitiative, reagiert aber auf Ansprache/Fragen mit wenigen Worten (z. B. mit ja oder nein) oder
	➤ beteiligt sich am Gespräch, weicht aber in aller Regel vom Gesprächsinhalt ab (führt mehr ein Selbstgespräch)
	➤ lässt sich leicht durch Umgebungseinflüsse ablenken
nicht vorhanden (3 P.):	➤ kann kein Gespräch führen, das über einfache Mitteilungen hinausgeht; dies ist auch unter Einsatz nonverbaler Kommunikation nicht möglich; zeigt allenfalls Wohlbefinden

Formulierungsbeispiele:

Einstufung	der erste Schritt liegt bei Ihnen ...
vorhanden/ unbeeinträchtigt (0 P.):	➤ Fähigkeiten sind unbeeinträchtigt, kommt sowohl in Einzel- als auch Gruppengesprächen gut zurecht. Zeigt Eigeninitiative, Interesse und beteiligt sich aktiv an Gesprächen. Sämtliche Äußerungen passen adäquat zu den Gesprächsinhalten
größtenteils vorhanden (1 P.):	➤ kann Gespräche mit Einzelpersonen adäquat führen, verliert in Gruppen jedoch schnell den Faden und ist überfordert, was sich durch Rückzug zeigt, leidet zeitweise unter Wortfindungsstörungen
	➤ leidet unter einer Höreinschränkung, die auch durch die Hörgeräte nicht komplett kompensiert wird. Kann sich bei lauter Ansprache und nach Bedarf Wiederholungen von Worten/Sätzen adäquat an Einzelgesprächen beteiligen und bringt sich dabei mit großem Interesse ein
in geringem Maße vorhanden (2 P.):	➤ beteiligt sich an Gesprächen, schweift währenddessen jedoch immer wieder ab und mündet in einem Selbstgespräch, was durch entsprechende Umgebungseinflüsse/Ablenkung noch verstärkt wird; daher Hilfebedarf, wenn situationsabhängig möglich, in Bezug auf eine Rückführung zum Gesprächsthema
	➤ zeigt nur wenig Eigeninitiative bei der Beteiligung an einem Gespräch; reagiert aber auf direkte Ansprachen/Fragen mit ja oder nein, bei schlechterer Tagesform zumin-

dest noch nonverbal mit Kopfnicken oder -schütteln, dann erheblicher Motivationsbedarf, damit Kontakt bzw. Gespräch aufrechterhalten bzw. fortgeführt werden kann

> aufgrund der bestehenden Sprachstörung ist die Kommunikation erschwert, wird
von Gesprächspartner oftmals nur schwer verstanden, zudem besteht eine teilweise
nicht mehr angemessen kompensierbare Hörstörung, daher ständige Wiederholun-
gen von Worten/Sätzen notwendig; durch die Einschränkungen reduzierte Eigeninitiative bei der Beteiligung an einem Gespräch, dann erheblicher Motivationsbedarf,
damit Kontakt bzw. Gespräch aufrechterhalten bzw. fortgeführt werden kann

nicht vorhanden (3 P.): > kann sich aufgrund der kognitiven Einschränkungen und der erheblichen, nicht mehr
kompensierbaren Hörstörungen nicht mehr an Gesprächen beteiligen, zeigt auch
keine Eigeninitiative hinsichtlich einer nonverbalen Beteiligung; bei guter Tagesform
signalisiert sie durch die Mimik noch Wohlbefinden

2.12 Veränderungen kognitiver/kommunikativer Fähigkeiten innerhalb der vergangenen Wochen und Monate

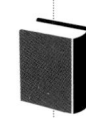

Entwicklungstendenzen in Richtung einer Verbesserung oder Verschlechterung oder ob eine Veränderung statt-
gefunden hat

Formulierungsbeispiele:

> in den letzten Wochen zunehmender Abbau der kognitiven Fähigkeiten aufgrund des Fortschreitens der De-
menz, dadurch Intensivierung des personellen Hilfebedarfs

> durch die umfassende aktivierende Pflege in den letzten 2 Monaten in Verbindung mit der weiteren Optimie-
rung des Einsatzes von Orientierungshilfen in Form von Bildern konnte die örtliche und zeitliche Orientierung
vereinzelt gesteigert werden

> durch Apoplex links mit Hemiplegie rechts und daraus resultierender globaler Aphasie seit xxx erhebliche
Steigerung der Einschränkungen im Bereich der Kommunikation

5.3 Bewertung des Moduls

Das Modul der kognitiven und kommunikativen Fähigkeiten setzt sich aus 11 Items zusammen, sodass maximal 33 Punkte erreicht werden können.

1. Schritt:
Im 1. Schritt erfolgt die Summierung der Punkte der einzelnen Items, woraus das Gesamtergebnis des Punktewertes für das komplette Modul resultiert. Der maximale Wert, der einer völligen Beeinträchtigung auf allen Ebenen der Kognition und Kommunikation entspricht, beläuft sich demnach auf 33 Punkte.

2. Schritt:
Im 2. Schritt erfolgt die Transformation der 4-stufigen Skala auf die 5-stufige Skala der Beeinträchtigungen.

3. Schritt:
Im 3. Schritt erfolgt nun die Gewichtung des Punktewertes für den Pflegegrad, wobei das Modul 2 kognitive und kommunikative Fähigkeiten, gemeinsam mit Modul 3, d.h. der höchste Wert aus Modul 2 und 3, mit insgesamt 15 % in die Gesamtauswertung einfließt (siehe Kapitel 12)

Dies stellt sich wie folgt dar:

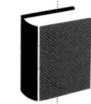

Schweregrad der Beeinträchtigung der Selbstständigkeit oder der Fähigkeiten	Punktwert im Modul Kognitive und kommunikative Fähigkeiten	übertragen auf die 5-stufige Skala	gewichteter Punktwert für den Pflegegrad
keine	0 – 1	0	0
geringe	2 – 5	1	3,75
erhebliche	6 – 10	2	7,5
schwere	11 – 16	3	11,25
schwerste	17 – 33	4	15

Quelle: BGM, Kabinettsentwurf eines Zweiten Pflegestärkungsgesetzes, August 2015

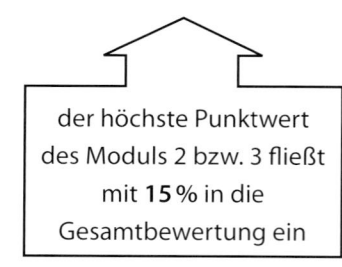

der höchste Punktwert des Moduls 2 bzw. 3 fließt mit **15 %** in die Gesamtbewertung ein

5.4 Mögliche Fehler, deren Konsequenzen und Vorbeugung

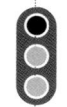

Nachfolgend aufgeführte Fehler können zu Missverständnissen in der Begutachtung und damit zu Fehleinschätzungen führen.

darauf sollten Sie achten …		
Mögliche Fehler …	**Mögliche Konsequenzen …**	**Vorbeugung …**
Der Umfang der kognitiven und/oder kommunikativen Beeinträchtigungen und die daraus resultierenden Konsequenzen werden nicht vollständig, angemessen bzw. aussagekräftig dargelegt, z. B. die Intensität der Anleitung und Beaufsichtigung.	Die Fähigkeiten des Pflegebedürften werden bei den entsprechenden Items als „größtenteils vorhanden" eingestuft, obwohl diese eigentlich nur noch „in geringem Maße vorhanden" sind, was sich letztendlich in der Gesamtpunktzahl und damit ggf. auch bei der Angemessenheit der Einstufung in den Pflegegrad niederschlagen wird.	☒ Schulung und engmaschige Begleitung der Mitarbeiter ☒ Aussagekräftige Pflegedokumentation ☒ Wirksames Controlling (siehe auch Kapitel 1.3 und 11.1)
Eines der Hauptprobleme bei der Bewertung dieses Moduls ist, dass sich der Pflegebedürftige bei der Begutachtung sehr häufig in seiner besten Tagesform befindet und in gewohnter Umgebung bei der ersten Kontaktaufnahme wesentlich orientierter wirken kann, als er tatsächlich ist. Kommt dazu ggf. noch ein ausgeprägtes Fassadenverhalten besteht eine enorme Gefahr von Fehleinschätzungen, insbesondere dann, wenn sich diesbezüglich Ausführungen nicht aussagekräftig innerhalb der Pflegedokumentation finden.	In der Begutachtung entsteht der Eindruck, dass der Pflegebedürftige über wesentlicher höhere Fähigkeiten verfügt, was nicht der Realität entspricht. Es besteht ein hohes Risiko von Missverständnissen, welches dazu führen kann, dass die Fähigkeiten z. B. als größtenteils vorhanden" eingestuft werden, obwohl sie eigentlich nur noch „in geringem Maße" bestehen, was sich letztendlich in der Gesamtpunktzahl und damit ggf. auch bei der Angemessenheit der Einstufung in den Pflegegrad niederschlagen wird.	☒ Darlegung des bestehenden Fassadenverhaltens gemäß Kapitel 11.2 ☒ Darstellung der unterschiedlichen Tagesformen gemäß Kapitel 11.3 ☒ Schulung und engmaschige Begleitung der Mitarbeiter ☒ Aussagekräftige Pflegedokumentation ☒ Wirksames Controlling (siehe auch Kapitel 1.3 und 11.1)

6   Modul 3: Verhaltensweisen und psychische Problemlagen

6.1   Auszug aus dem Gutachten

Aus dem Begutachtungsmanual

Das Modul umfasst ausschließlich den Unterstützungsbedarf, der sich aus verschiedenen Verhaltensweisen (herausforderndes Verhalten) und psychischen Problemlagen ergibt, als Folge von zerebralen Schädigungen bzw. weiteren Erkrankungen

–   elementare Fragestellung ist, inwieweit die Person ihr Verhalten ohne personelle Unterstützung steuern kann

–   dies umfasst Unterstützungsbedarfe in Form von Beobachtung, Motivierung und Begrenzung, emotionale Entlastung, Deeskalation, Deutungs- und Orientierungshilfen, Beschäftigung, Ansprache und Umgebungsgestaltung

–   erfasst wird die Häufigkeit, mit der ein Verhalten oder Problem derzeit auftritt

Im Gutachten stellt sich dies wie folgt dar:

3. Verhaltensweisen und psychische Problemlagen

0 = nie
1 = maximal 1x wöchentlich
3 = mehrmals wöchentlich
5 = täglich

		$\square_0$	$\square_1$	$\square_3$	$\square_5$
3.1	Motorisch geprägte Verhaltensauffälligkeiten	$\square_0$	$\square_1$	$\square_3$	$\square_5$
3.2	Nächtliche Unruhe	$\square_0$	$\square_1$	$\square_3$	$\square_5$
3.3	Selbstschädigendes und autoaggressives Verhalten	$\square_0$	$\square_1$	$\square_3$	$\square_5$
3.4	Beschädigung von Gegenständen	$\square_0$	$\square_1$	$\square_3$	$\square_5$
3.5	Physisch aggressives Verhalten gegenüber anderen Personen	$\square_0$	$\square_1$	$\square_3$	$\square_5$
3.6	Verbale Aggression	$\square_0$	$\square_1$	$\square_3$	$\square_5$
3.7	Andere vokale Auffälligkeiten	$\square_0$	$\square_1$	$\square_3$	$\square_5$
3.8	Abwehr pflegerischer oder anderer unterstützender Maßnahmen	$\square_0$	$\square_1$	$\square_3$	$\square_5$
3.9	Wahnvorstellungen, Sinnestäuschungen	$\square_0$	$\square_1$	$\square_3$	$\square_5$
3.10	Ängste	$\square_0$	$\square_1$	$\square_3$	$\square_5$
3.11	Antriebslosigkeit, depressive Stimmungslage	$\square_0$	$\square_1$	$\square_3$	$\square_5$
3.12	Sozial inadäquate Verhaltensweisen	$\square_0$	$\square_1$	$\square_3$	$\square_5$
3.13	Sonstige inadäquate Handlungen	$\square_0$	$\square_1$	$\square_3$	$\square_5$

Quelle: *GKV Spitzenverband; Schriftenreihe Modellprogramm zur Weiterentwicklung der Pflegeversicherung Band 2 – „Das neue Begutachtungsinstrument zur Feststellung von Pflegebedürftigkeit" mit Anpassung der Punkte gemäß Kabinetts-Entwurf zum PSG II;* **Hinweis:** *Im Kabinetts-Entwurf zum PSG II unterscheiden sich die Bezeichnungen der Verrichtungen vereinzelt; d. h. mit Verabschiedung des Gesetzes und der sich derzeit in der Erarbeitung befindlichen Begutachtungsrichtlinien kann es noch zu Änderungen kommen.*

Übergeordnete Bewertungsskala – Ausprägungen:	
Ausprägungen	**Verhalten/Problem tritt**
nie (0 P.):	➤ nie auf
selten (1 P.):	➤ ein- bis dreimal innerhalb von zwei Wochen auf
häufig (3 P.):	➤ zwei bis mehrmals wöchentlich, aber nicht täglich auf
täglich (5 P.):	➤ täglich auf

6.2 Beschreibung des Moduls und Formulierungshilfen

Die einzelnen Merkmale des Moduls und deren Bewertung

3.1 Motorisch geprägte Verhaltensauffälligkeiten

hier werden verschiedene Verhaltensweisen zusammengefasst, dazu gehören:

➤ (scheinbar) zielloses Umhergehen in der Wohnung oder Einrichtung

➤ Versuch desorientierter Personen, ohne Begleitung die Wohnung/Einrichtung zu verlassen

➤ Versuch desorientierter Personen, Orte aufzusuchen, die für sie unzugänglich sein sollten (z. B. Treppenhaus, Zimmer anderer Bewohner usw.)

➤ allgemeine Rastlosigkeit in Form von ständigem Aufstehen und Hinsetzen oder Hin- und Herrutschen auf dem Sitzplatz oder im Bett

Für die Einschätzung ist es ohne Bedeutung, dass sich die betreffende Person ggf. nur mit Hilfsmitteln fortbewegen kann. Das Fahren mit dem Rollstuhl ist insofern mit dem Gehen gleichzusetzen.

Formulierungsbeispiele:

➤ Irrt **selten/häufig/täglich** ziellos auf dem Wohnbereich umher, sucht Zimmer anderer Bewohner auf und zeigt dabei ausgeprägte Fehlhandlungen (Ausräumen des Schrankes, Verunreinigung der anderen Zimmer mit Ausscheidungen), dann umfassende Beruhigungs- und gleichzeitig Motivationsgespräche zur Umlenkung notwendig

➤ Irrt **selten/häufig/täglich** ziellos auf dem Wohnbereich umher, versucht dabei unkontrolliert den Wohnbereich/Wohnung zu verlassen, sucht seine Frau, aufwendige Beruhigungs- und Überzeugungsgespräche notwendig, zur Vermeidung/Umlenkung des Verhaltens

➤ Leidet **selten/häufig/täglich** unter allgemeiner Rastlosigkeit; ständiges unkontrolliertes Aufstehen vom Sitzplatz, auch während der Mahlzeitenaufnahmen, zur Reduzierung des Verhaltens aufwendige Beruhigungsgespräche notwendig. Kann durch Zuwendung und Gespräche zeitweise umgelenkt werden

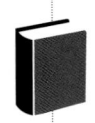

3.2 Nächtliche Unruhe

Schlafstörungen wie Einschlafschwierigkeiten am Abend oder Wachphasen in der Nacht **sind nicht zu werten**; zu den berücksichtigungsfähigen Verhaltensweisen zählen:

➤ nächtliches Umherirren

➤ nächtliche Unruhephasen

➤ Umkehr Tag-Nacht-Rhythmus

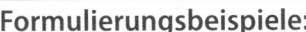

Formulierungsbeispiele:

➤ verlässt nachts **selten/häufig/täglich** unkontrolliert das Bett, irrt ziellos herum, ist dabei sehr aufgeregt und wirkt stark getrieben. Umfassende Beruhigungs- und gleichzeitig Motivationsgespräche notwendig, dass der Pflegebedürftige wieder bereit ist, zu Bett zu gehen

➤ leidet **selten/häufig/täglich** unter starken nächtlichen Unruhephasen, die insbesondere durch lautes Schreien charakterisiert sind, aufwendige Beruhigungs- und Überzeugungsgespräche notwendig, damit der Pflegebedürftige wieder Ruhe finden kann; durch Zuwendung in Form des Singens alter Volkslieder gelingt zeitweise eine Entspannung

3.3 Selbstschädigendes und autoaggressives Verhalten

dazu gehören:

➤ Selbstverletzung durch Gegenstände

➤ sich absichtlich auf den Boden fallen lassen

➤ essen oder trinken ungenießbarer Substanzen

➤ sich selbst schlagen

➤ sich selbst mit den Fingernägeln oder Zähnen verletzen

Formulierungsbeispiele:

➤ lässt sich **selten/häufig/täglich** ohne oftmals vorab erkennbaren Auslöser auf den Boden fallen, hohe Verletzungsgefahr, daher umfassender Beaufsichtigungsbedarf zur Wahrung der Sicherheit. Trägt Hüftprotektoren und Schutzhelm zur Verletzungsprävention

➤ Umfassende Fehlhandlungen, versucht **selten/häufig/täglich** ungenießbare Substanzen zu essen (z. B. Blumenerde, Toilettenpapier), daher umfassender Beaufsichtigungsbedarf zur Wahrung der Sicherheit; Umgebungsanpassung im Zimmer ist erfolgt; lässt sich bei Auftreten des Verhaltens durch biografische Gespräche mithilfe persönlicher Fotos, auslenken

➤ zeigt **selten/häufig/täglich** selbstschädigendes Verhalten durch sich selbst schlagen und den eigenen Kopf gegen die Wand hauen, daher umfassender Beaufsichtigungsbedarf zur Wahrung der Sicherheit. Trägt Schutzhelm zur Verletzungsprävention; bei ersten Anzeichen des Verhaltens (schreien, erhebliche motorische Unruhe) gelingt oftmals noch ein Umlenken durch Zuwendung und Beschäftigungsangebote

3.4 Beschädigung von Gegenständen

dazu gehören:

> ➤ aggressive auf Gegenstände gerichtete Handlungen
> ➤ Gegenstände wegstoßen oder wegschieben
> ➤ gegen Gegenstände schlagen
> ➤ Zerstören von Dingen (z. B. Zerreißen)
> ➤ Treten nach Gegenständen

Formulierungsbeispiele:

> ➤ zeigt **selten/häufig/täglich** eine aggressiv auf Gegenstände gerichtete Handlung; insbesondere in Phasen großer Unruhe versucht der Pflegebedürftige das Mobiliar zu zerstören, tritt danach und schmeißt es um, dabei auch erhebliche Selbstverletzungsgefahr; das Verhalten kündigt sich durch vorherige starke Unruhe und Schreien an; dann durch Angebote von Beschäftigungsalternativen oftmals noch auslenkbar; umfassender Beaufsichtigungsbedarf zur Wahrung der Sicherheit; bei Auftreten des Verhaltens aufwendige Beruhigungs- und Motivationsgespräche notwendig

> ➤ zeigt insbesondere bei der Durchführung der Körperpflege und der Mahlzeitenaufnahme **selten/häufig/täglich** Verhaltensauffälligkeiten; schiebt, stößt und wirft relevante Gegenstände weg (Waschutensilien, Geschirr), unterbricht die Verrichtungen dann immer wieder. Umfassende Anleitung im Sinne von Aufforderung sowie intensive Beruhigungs- und gleichzeitig Motivationsgespräche notwendig, um sicherzustellen, dass die Verrichtungen vollendet werden

3.5 Physisch aggressives Verhalten gegenüber anderen Personen

dazu gehören:

> ➤ nach Personen schlagen oder treten
> ➤ andere mit Zähnen oder Fingernägeln verletzen
> ➤ andere stoßen oder wegdrängeln
> ➤ Verletzungsversuche gegenüber anderen Personen mit Gegenständen

Formulierungsbeispiele:

> ➤ zeigt, ohne erkennbare Auslöser, **selten/häufig/täglich** physisch aggressives Verhalten gegenüber Mitbewohnern, dadurch hohe Verletzungsgefahr (Fremd- und Selbstgefährdung); das Verhalten wird durch eine unruhige Atmosphäre und einen höheren Geräuschpegel verstärkt. Zur Wahrung der Sicherheit umfassende Beaufsichtigung notwendig. Bei einsetzenden Verhaltensauffälligen Beruhigungsgespräche, Auslenkung durch Ablenken und sofortigem Aufsuchen ruhiger Räumlichkeiten; Grundsätze der Deeskalation anwenden

> ➤ zeigt insbesondere **selten/häufig/täglich** bei Durchführung körperbezogener Tätigkeiten (Körperpflege, An- und Entkleiden) physisch aggressives Verhalten gegenüber Pflegekräften; tätliche Übergriffe auf die Pflegepersonen, häufig in Form von schlagen, treten und beißen, kündigen sich in der Regel durch ein Erstarren der Mimik an; dann sofortige Grundsätze der Deeskalation anwenden; Verrichtungen abbrechen, Beruhigungsgespräche und je nach Tagesform ablenken

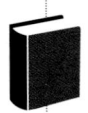

3.6 Verbale Aggressionen

dazu gehören:
> verbale Beschimpfungen
> Bedrohung anderer Personen

Formulierungsbeispiele:

> zeigt, ohne erkennbare Auslöser, **selten/häufig/täglich** verbal aggressives Verhalten gegenüber Mitbewohnern, insbesondere während der Mahlzeitenaufnahme sowie während der Teilnahme an Beschäftigungsangeboten; beginnt diese zu beschimpfen bis hin zu Bedrohungen; das Verhalten wird durch eine unruhige Atmosphäre und einen höheren Geräuschpegel verstärkt. Zur Wahrung der Sicherheit umfassende Beaufsichtigung notwendig. Bei einsetzenden Verhaltensauffälligen Beruhigungsgespräche, Auslenkung durch Ablenken und sofortigem Aufsuchen ruhiger Räumlichkeiten; Grundsätze der Deeskalation anwenden

> zeigt, insbesondere **selten/häufig/täglich** bei Durchführung körperbezogener Tätigkeiten (Körperpflege, An- und Entkleiden), verbal aggressives Verhalten gegenüber Pflegekräften in Form von Beschimpfungen und Beleidigungen; sehr ruhiger und behutsamer Umgang notwendig; Grundsätze der Deeskalation anwenden, da die Gefahr besteht, dass das Verhalten in physische Aggressionen kippt; Verrichtungen abbrechen, intensive Beruhigungsgespräche und je nach Tagesform ablenken

3.7 Andere pflegerelevante vokale Auffälligkeiten

dazu gehören:
> lautes Rufen, Schreien, Klagen ohne nachvollziehbaren Grund
> vor sich hin schimpfen und fluchen
> seltsame Laute von sich geben
> ständiges Wiederholen von Sätzen/Fragen

Formulierungsbeispiele:

> zeigt **selten/häufig/täglich** Verhaltensauffälligkeiten in Form von ständigem vor sich hin schimpfen und fluchen, ohne dass Gründe dafür nachvollziehbar sind; steigert sich dann zunehmend hinein; dann umfassende Beruhigungsgespräche, kann in der Regel gut durch Beschäftigungsangebote umgelenkt werden

> fängt **selten/häufig/täglich** ohne erkennbaren Auslöser laut an zu schreien, kann nur zeitweise durch Beruhigungsgespräche umgelenkt werden; zeitweise steigert er sich so in das Verhalten hinein, dass die ärztlich verordnete Bedarfsmedikation verabreicht werden muss

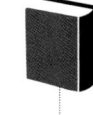

3.8 Abwehr pflegerischer oder anderer unterstützender Maßnahmen

dazu gehören:

> Abwehr von Unterstützung (z. B. bei der Körperpflege)
> Verweigerung der Nahrungsaufnahme, Medikamenteneinnahme oder anderer notwendigen Verrichtungen
> Manipulation an Vorrichtungen, wie z. B. Katheter, Infusion, Sondenernährung usw.

Formulierungsbeispiele:

> zeigt, **selten/häufig/täglich** ausgeprägtes Abwehrverhalten während der Durchführung der Verrichtungen der Körperpflege; zur Prävention sehr ruhiges und behutsames Vorgehen mit intensiver Erklärung (einfache Wortwahl) der einzelnen Handlungsschritte; bei Abwehrverhalten, welches sich verbal bis hin zu tätlichen Übergriffen auf die Pflegeperson zeigt, Verrichtungen unterbrechen, Beruhigungsgespräche, nach Bedarf Grundsätze der Deeskalation anwenden und je nach Tagesform ablenken

> verweigert **selten/häufig/täglich** die Nahrungsaufnahme; es besteht bereits Untergewicht (siehe PEMU); aufwendige Überzeugungsgespräche und umfassender Anleitungsbedarf im Sinne von Motivation; durch Lieblingsspeisen (Erdbeer-Sahne-Pudding) zeitweise vermehrt aktivierbar; Beaufsichtigungsbedarf in Form einer Erledigungskontrolle zur Gewährleistung einer angemessenen Nahrungsaufnahme; Ernährungsplan wird geführt

3.9 Wahnvorstellungen, Sinnestäuschungen (Kabinettsentwurf: Wahnvorstellungen)

dazu gehören:

> visuelle, akustische oder andere Halluzinationen
> Vorstellung, mit Verstorbenen oder imaginären Personen (z. B. Gestalten aus biblischen Geschichten) in Kontakt zu stehen
> Vorstellung, verfolgt/bedroht/bestohlen zu werden

Formulierungsbeispiele:

> leidet **selten/häufig/täglich** unter visuellen und akustischen Halluzinationen, führt dabei immer wieder Gespräche mit biblischen Gestalten und fühlt sich bedroht. Beginnt dann laut zu schreien und um sich zu schlagen, wobei dabei auch eine Fremdgefährdung von sich in der Nähe aufhaltende andere Personen/Bewohner nicht auszuschließen ist; umfassende Beruhigungsgespräche, Zuwendung und währenddessen durchgängiger Beaufsichtigungsbedarf zur Wahrung der Sicherheit; medikamentöse Behandlung gemäß ärztlicher Anordnung

> hat **selten/häufig/täglich** die Vorstellung, durch Mitbewohner und Personal bestohlen zu werden; dies bezieht sich insbesondere auf persönliche Fotos und Gegenstände im Zimmer; Umgebungsanpassung ist erfolgt; Zimmer wird gemeinsam mit dem Bewohner verschlossen; steigert sich zeitweise sehr in die Bestehlungsvorstellungen hinein, was sich durch schreien und erhöhte motorische Unruhe ausdrückt; umfassende Beruhigungsgespräche notwendig; durch ein gemeinsames Nachsehen im Zimmer zeitweise auslenkbar; es besteht eine ärztlich verordnete Bedarfsmedikation

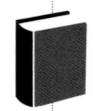

3.10 Ängste

dazu gehören:

> Äußerungen von starken Ängsten oder Sorgen
> Erleben von Angstattacken
> erhöhte Ängstlichkeit bei der Durchführung von Pflegemaßnahmen
> erhöhte Ängstlichkeit im Kontakt mit anderen Personen

Formulierungsbeispiele:

> äußert **selten/häufig/täglich** starke Ängste und Sorgen, dies betrifft insbesondere die Fragestellung, wie es weitergehen soll; kann seine Einschränkungen nicht annehmen; umfassende Beruhigungsgespräche und Zuwendungsmaßnahmen tragen zur Reduzierung der Ängste und Sorgen bei, kann in Phasen verstärkter Angst und Sorge zeitweise durch Einzelbeschäftigungen, insbesondere beruhigende Massagen und Entspannungsmusik, umgelenkt werden

> zeigt **selten/häufig/täglich** erhebliche Ängstlichkeit bei der Durchführung körperbezogener Verrichtungen; beginnt ohne erkennbare Ursache laut zu schreien, was sich bis in physisch aggressives Verhalten gegenüber der Pflegeperson steigern kann (wegschubsen, schlagen), kann nur zeitweise durch Beruhigungsgespräche umgelenkt werden; zeitweise müssen die Verrichtungen unterbrochen werden; zeitgleiche Entspannungsmusik bei der Durchführung der Körperpflege wirkt präventiv

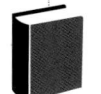

3.11 Antriebslosigkeit, depressive Stimmungslage
(Kabinettsentwurf: Antriebslosigkeit bei depressiver Stimmungslage)

dazu gehören:

> Person scheint kaum Interesse an der Umgebung aufzubringen
> bringt kaum Eigeninitiative für Aktivitäten oder Kommunikation auf und benötigt Aufforderungen, um etwas zu tun
> wirkt traurig und/oder apathisch
> möchte am liebsten das Bett nicht verlassen

Formulierungsbeispiele:

> leidet **selten/häufig/täglich** unter ausgeprägter Antriebslosigkeit aufgrund einer therapieresistenten Depression; kann dann nur zeitweise nach umfassender Anleitung/Aufforderungen im Sinne von Motivation aktiviert werden, das Bett zu verlassen. Durch biografische Gespräche lässt sich zeitweise eine Stimmungsaufhellung erreichen

> wirkt **selten/häufig/täglich** sehr traurig, kommt mit seinen Einschränkungen nicht zurecht; hat große Befürchtungen in Bezug auf eine weitere Intensivierung der Pflegebedürftigkeit; umfassende Beruhigungs- und gleichzeitig Motivationsgespräche erforderlich; durch den Einsatz der Einrichtungskatze (Berührungen, Streicheln) lassen sich häufig Stimmungsaufhellungen erreichen, in Phasen von Traurigkeit zudem zeitweise Umlenkung durch Beschäftigungsangebote (Gesellschaftsspiele, Therapiehundebesuch) möglich

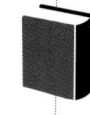

3.12 Sozial inadäquate Verhaltensweisen

dazu gehören:

> distanzloses Verhalten

> auffälliges Einfordern von Aufmerksamkeit

> sich zu unpassenden Gelegenheiten auskleiden

> unangemessenes Greifen nach Personen

> unangemessene körperliche oder verbale sexuelle Annährungsversuche

Formulierungsbeispiele:

> zeigt **selten/häufig/täglich** sozial inadäquates Verhalten in Form eines ständigen Auskleidens, hier insbesondere auch bei der Mahlzeitenaufnahme und bei Gruppen-Beschäftigungsangeboten in den Gemeinschaftsräumen. Dabei besteht auch die Gefahr der Unterkühlung. Umfassender Beaufsichtigungsbedarf zur Wahrung der Sicherheit und Gewährleistung adäquater Verhaltensweisen; bei Einsetzen des Verhaltens Auslenkung durch ablenkende Gespräche, situationsorientiert eigenes Zimmer aufsuchen, dann auch zeitweise erfolgreiche Rücklenkbarkeit durch biografische Gespräche

> zeigt **selten/häufig/täglich** unangemessene körperliche und verbale sexuelle Annährungsversuche bei Mitbewohnerinnen durch „anzügliche Bemerkungen" und sexuell motiviertem Anfassen; zeigt sich das Verhalten, dann umfassender Aufforderungsbedarf u. a. mit Setzen klarer Grenzen; Auslenkung durch ablenkende Gespräche, wobei eine erfolgreiche Rücklenkbarkeit häufig durch Gesprächsthemen zu seinem früheren Bauernhof und der damit verbundenen Arbeit erreicht werden kann; wenn möglich, Platzierung im Gemeinschaftsraum nur neben männlichen Mitbewohnern bzw. im Sichtbereich, um Reizschwelle niedrig zu halten und dem sozial inadäquaten Verhalten vorzubeugen

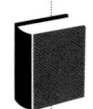

3.13 Sonstige inadäquate Handlungen
(Kabinettsentwurf: Sonstige pflegerelevante inadäquate Handlungen)

dazu gehören:

> Nesteln an der Kleidung
> ständiges Wiederholen der gleichen Handlung (Stereotypen)
> planlose Aktivitäten
> verstecken oder horten von Gegenständen
> Kotschmieren
> Urinieren in die Wohnung/Wohnbereich

Formulierungsbeispiele:

> ist **selten/häufig/täglich** sehr unruhig und vermittelt einen getriebenen Eindruck; dies zeigt sich insbesondere durch Nesteln an der Kleidung und ständiges Auf- und Abwippen mit dem Oberkörper, sowie stereotypen Wiederholungen von Worten; steigert sich dann zunehmend in die Verhaltensweisen hinein; dann vermehrte Beruhigungsgespräche und umfassender Aufforderungsbedarf im Sinne einer Umlenkung; bei Einsetzen bzw. Steigerung des Verhaltens Auslenkung durch biografische Gespräche mit Bezug auf aushängende persönliche Fotos, entspannende Musik und Einsatz von Aromalampen, zeitweise möglich; bei sich steigerndem Verhalten, welches bei entsprechender Tagesform in ständigem lauten Schreien mündet, ärztlich verordnete Bedarfsmedikation.

> zeigt **selten/häufig/täglich** ausgeprägte Fehlhandlungen im Ausscheidungsbereich durch unkontrolliertes Urinieren in der Wohnung/Wohnbereich, bevorzugt in Schirmständer und Blumentöpfe, sowie Verschmieren des eigenen Kots am Körper und in der Umgebung; umfassender Beaufsichtigungs- und Anleitungsbedarf zur Vermeidung bzw. Reduzierung der inadäquaten Verhaltensweisen, präventiv Beschäftigungsangebote offerieren sowie Aufgaben geben, beteiligt sich z. B. gerne an der Pflege der Haus- bzw. Heimtiere und den Zimmerpflanzen; je nach Verunreinigungsgrad erhöhter Bedarf an Waschungen und Be- und Entkleidungen, die jedoch nur nach umfassenden Überzeugungsgesprächen zugelassen werden

6.3 Bewertung des Moduls

Das Modul der Verhaltensweisen und psychischen Problemlagen setzt sich aus 13 Items zusammen, so dass maximal 65 Punkte erreicht werden können.

1. Schritt:

Im 1. Schritt erfolgt die Summierung der Punkte der einzelnen Items, woraus das Gesamtergebnis des Punktewertes für das komplette Modul resultiert. Der maximale Wert, der den höchsten Schweregrad von Verhaltensweisen und psychischen Problemlagen entspricht, beläuft sich demnach auf 65 Punkte.

2. Schritt:

Im 2. Schritt erfolgt die Transformation der 4-stufigen Skala auf die 5-stufige Skala der Beeinträchtigungen.

3. Schritt:

Im 3. Schritt erfolgt nun die Gewichtung des Punktewertes für den Pflegegrad, wobei das Modul 2 kognitive und kommunikative Fähigkeiten, gemeinsam mit Modul 3, d.h. der höchste Wert aus Modul 2 und 3, mit insgesamt 15 % in die Gesamtauswertung einfließt (siehe Kapitel 12).

Dies stellt sich wie folgt dar:

Schweregrad der Beeinträchtigung der Selbstständigkeit oder der Fähigkeiten	Punktwert im Modul Verhaltensweisen und psychische Problemlagen	übertragen auf die 5-stufige Skala	gewichteter Punktwert für den Pflegegrad
keine	0	0	0
geringe	1 – 2	1	3,75
erhebliche	3 – 4	2	7,5
schwere	5 – 6	3	11,25
schwerste	7 – 65	4	15

Quelle: BGM, Kabinettsentwurf eines Zweiten Pflegestärkungsgesetzes,

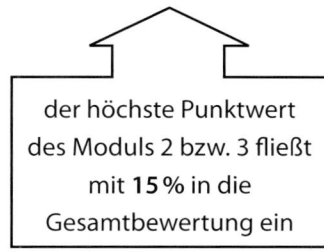

der höchste Punktwert des Moduls 2 bzw. 3 fließt mit **15 %** in die Gesamtbewertung ein

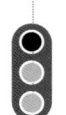

6.4 Mögliche Fehler, deren Konsequenzen und Vorbeugung

Nachfolgend aufgeführte Fehler können zu Missverständnissen in der Begutachtung und damit zu Fehleinschätzungen führen.

darauf sollten Sie achten ...		
Mögliche Fehler ...	**Mögliche Konsequenzen ...**	**Vorbeugung ...**
Die Häufigkeit des Auftretens der Verhaltensweisen und psychischen Problemlagen und die daraus resultierenden Konsequenzen werden nicht vollständig, angemessen bzw. aussagekräftig dargelegt.	Das Auftreten wird bei den entsprechenden Items als „selten" eingestuft, obwohl diese eigentlich „häufig" auftreten, was sich letztendlich in der Gesamtpunktzahl und damit ggf. auch bei der Angemessenheit der Einstufung in den Pflegegrad niederschlagen wird.	☒ Aussagekräftige und vollständige Darlegung der Häufigkeiten (siehe nachfolgendes Darstellungsbeispiel) inklusive erklärenden Ausführungen ☒ Schulung und engmaschige Begleitung der Mitarbeiter ☒ Aussagekräftige Pflegedokumentation ☒ Wirksames Controlling (siehe auch Kapitel 1.3 und 11.1)
Ein weiteres erhebliches Problem bei der Bewertung dieses Moduls ist, dass sich der Pflegebedürftige bei der Begutachtung sehr häufig in seiner besten Tagesform befindet und herausfordernde Verhaltensweisen und/oder psychische Problemlagen dadurch evtl. nicht erkennbar sind. Kommt dazu ggf. noch ein ausgeprägtes Fassaden-verhalten, besteht eine enorme Gefahr von Fehleinschätzungen, insbesondere dann, wenn sich diesbezüglich Ausführungen nicht aussagekräftig innerhalb der Pflegedokumentation finden.	In der Begutachtung entsteht der Eindruck, dass der Pflegebedürftige keine herausfordernden Verhaltensweisen hat bzw. keine psychischen Problemlagen bestehen, was nicht der Realität entspricht. Es besteht ein hohes Risiko von Missverständnissen, welches dazu führen kann, dass entsprechende Verhaltensweisen und psychische Problemlagen gar nicht zuerkannt bzw. in der Häufigkeit des Auftretens unterschätzt werden, was sich letztendlich in der Gesamtpunktzahl und damit ggf. auch bei der Angemessenheit der Einstufung in den Pflegegrad niederschlagen wird.	☒ Aussagekräftige und vollständige Darlegung der Häufigkeiten (siehe nachfolgendes Darstellungsbeispiel) der Verhaltensweisen/psychischen Problemlagen ☒ Darlegung des bestehenden Fassadenverhaltens gemäß Kapitel 11.2 ☒ wenn zudem noch relevant: Darstellung der unterschiedlichen Tagesformen gemäß Kapitel 11.3 ☒ Schulung und engmaschige Begleitung der Mitarbeiter ☒ Aussagekräftige Pflegedokumentation ☒ Wirksames Controlling (siehe auch Kapitel 1.3 und 11.1)

Darstellungsbeispiele in der Pflegedokumentation

Sie sollten „endlose Berichtseinträge" zur Darlegung der Häufigkeiten vermeiden. Diese verlieren sich im „Gesamtgeschehen", so dass Sie dann im Ergebnis oftmals doch keine eindeutigen und vollständigen Häufigkeiten des herausfordernden Verhaltens und der psychischen Problemlagen nachweisen können.

Mit einer Kombination aus Informationssammlung, Pflegebericht und Leistungsnachweis bzw. einer separaten Nachweisführung über einen definierten Zeitraum sparen Sie sehr viel Zeit und können die Häufigkeiten eindeutig nachweisen!

Es gibt unterschiedliche Möglichkeiten, die Häufigkeiten aussagekräftig zu belegen, was unter anderem auch von der Art Ihres Dokumentationssystems/Modells, d.h. beispielsweise AEDL's oder SIS, abhängt:

Variante 1: Sie integrieren die Darlegung der Häufigkeiten dauerhaft in den Leistungsnachweis der betreffenden Pflegebedürftigen.

Variante 2: Wenn Sie über ein EDV-Pflegedokumentationssystem verfügen, haben Sie in der Regel die Möglichkeit, verschiedene Berichtskategorien/Berichtsthemenkataloge einzurichten. Sie integrieren in den Themenkatalog entweder übergeordnet die herausfordernden Verhaltensweisen und psychischen Problemlagen oder aber zu jedem zutreffenden Einzelitem; vor der Begutachtung können Sie dann nach Filterung die Häufigkeiten auszählen, darlegen und konkret nachweisen.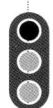

Variante 3: Sie führen über einen definierten Zeitraum, z.B. ein bis drei Monate, eine Erfassung der Häufigkeiten und werten zum Nachweis am Ende des/jeden Monats die durchschnittliche Häufigkeit aus. Dies kann sich wie folgt darstellen:

Bei Auftreten ein Handzeichen am jeweiligen Tag setzen!

usw. über 1 – 3 Monate

		1.	2.	3.	4.	5.	6.	7.
3.1 Motorisch geprägte Verhaltensauffälligkeiten	☐ nie ☐ trifft zu:							
3.2 Nächtliche Unruhe	☐ nie ☐ trifft zu:							
3.3 Selbstschädigendes und autoaggressives Verhalten	☐ nie ☐ trifft zu:							
3.4 Beschädigung von Gegenständen	☐ nie ☐ trifft zu:							
3.5 Physisch aggressives Verhalten gegenüber anderen Personen	☐ nie ☐ trifft zu:							
3.6. Verbale Aggressionen	☐ nie ☐ trifft zu:							
3.7 Andere pflegerelevante vokale Auffälligkeiten	☐ nie ☐ trifft zu:							
3.8 Abwehr pflegerischer oder anderer unterstützender Maßnahmen	☐ nie ☐ trifft zu:							
3.9 Wahnvorstellungen, Sinnestäuschungen	☐ nie ☐ trifft zu:							
3.10 Ängste	☐ nie ☐ trifft zu:							
3.11 Antriebslosigkeit bei depressiver Stimmungslage	☐ nie ☐ trifft zu:							
3.12 Sozial inadäquate Verhaltensweisen	☐ nie ☐ trifft zu:							
3.13 Sonstige pflegerelevante inadäquate Handlungen	☐ nie ☐ trifft zu							

Am Monatsende Einzelitem summieren und Häufigkeit damit belegen!

Ergebnis zum Einzelitem: xxx   ☐ selten   ☐ häufig   ☐ täglich

Diese Aufstellung muss nicht zwangsläufig zum Gesamtmodul geführt werden; es kann auch ausschließlich das relevante Item dargelegt werden:

Bei Auftreten ein Handzeichen am jeweiligen Tag setzen!   usw. über 1 – 3 Monate

	1.	2.	3.	4.	5.	6.	7.
3.3 Selbstschädigendes und autoaggressives Verhalten							
Ergebnis ☐ selten ☐ häufig ☐ täglich							

7 Modul 4: Selbstversorgung

7.1 Auszug aus dem Gutachten

Aus dem Begutachtungsmanual

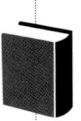

Zur Selbstversorgung gehören die Bereiche Körperpflege, An- und Auskleiden, Ernähren sowie Ausscheiden. Dabei spielt es keine Rolle, wie viel Zeit für die Pflegeleistung aufgewendet wird. Zu diesem Modul werden zunächst unter B.1 bis B.6 besondere Bedarfsaspekte erfasst

Im Gutachten stellt sich dies wie folgt dar:

4. Selbstversorgung

B.1 Sondenernährung ☐ Entfällt (keine Sondenernährung)

B.1a Die Person erhält …

☐ zusätzlich zur oralen Nahrungsaufnahme Sondennahrung, aber nur gelegentlich (nicht täglich).

☐ 1 bis 3 x täglich Sondennahrung und täglich oral Nahrung.

☐ mindestens 4 x täglich Sondennahrung und täglich oral Nahrung (geringe Mengen).

☐ ausschließlich oder nahezu ausschließlich Sondennahrung.

B.1b Art der Sondenernährung:
☐ Pumpe
☐ Schwerkraft
☐ Bolusgabe

B.1c Selbstständigkeit:
☐ Bedienung selbstständig
☐ Bedienung mit Fremdhilfe

B.2 Parenterale Ernährung ☐ Entfällt (keine parenterale Ernährung)

B.2a Art der parenteralen Ernährung:
☐ Komplett
☐ Teilweise

B.2b Selbstständigkeit:
☐ Bedienung selbstständig
☐ Bedienung mit Fremdhilfe

B.3 Blasenkontrolle/Harnkontinenz:
☐ Entfällt (Dauerkatheter oder Urostoma)
☐ Ständig kontinent
☐ Überwiegend kontinent
☐ Maximal 1x täglich inkontinent oder Tröpfchen-/Stressinkontinenz
☐ Überwiegend (mehrmals täglich) inkontinent
☐ Komplett inkontinent

B.4 Darmkontrolle/Stuhlkontinenz:
☐ Entfällt (Colo-/Ileostoma)
☐ Ständig kontinent
☐ Überwiegend kontinent, gelegentlich inkontinent
☐ Überwiegend inkontinent, selten gesteuerte Darmentleerung
☐ Komplett inkontinent

B.5 Künstliche Harnableitung:
- ☐ Entfällt (keine künstliche Harnableitung)
- ☐ Suprapubischer Dauerkatheter
- ☐ Transurethraler Dauerkatheter
- ☐ Urostoma

B.6 Colo-/Ileostoma:
- ☐ Entfällt (nicht vorhanden)
- ☐ Ja

			0 = selbstständig 1 = überwiegend selbstständig 2 = überwiegend unselbstständig 3 = unselbstständig (ausgenommen 4.8 – 4.10)
4.1	Vorderen Oberkörper waschen		☐0 ☐1 ☐2 ☐3
4.2	Kämmen, Zahnpflege/Prothesenreinigung, Rasieren		☐0 ☐1 ☐2 ☐3
4.3	Intimbereich waschen		☐0 ☐1 ☐2 ☐3
4.4	Duschen oder Baden		☐0 ☐1 ☐2 ☐3
4.5	Oberkörper an- und auskleiden		☐0 ☐1 ☐2 ☐3
4.6	Unterkörper an- und auskleiden		☐0 ☐1 ☐2 ☐3
4.7	Nahrung mundgerecht zubereiten, Getränk eingießen		☐0 ☐1 ☐2 ☐3
4.8	Essen	☐ Nur Sonde	☐0 ☐3 ☐6 ☐9
4.9	Trinken	☐ Nur Sonde	☐0 ☐2 ☐4 ☐6
4.10	Toilette/Toilettenstuhl benutzen		☐0 ☐2 ☐4 ☐6
4.11	Folgen einer Harninkontinenz bewältigen, Umgang mit Dauerkatheter/Urostoma	☐ Entfällt	☐0 ☐1 ☐2 ☐3
4.12	Folgen einer Stuhlinkontinenz bewältigen, Umgang mit Stoma	☐ Entfällt	☐0 ☐1 ☐2 ☐3

4.13 Veränderungen der Fähigkeit zur Selbstversorgung innerhalb der vergangenen Wochen/Monate:
- ☐ Verbesserung
- ☐ Verschlechterung
- ☐ Keine Veränderung
- ☐ Nicht zu beurteilen

4.14 Bestehen realistische Möglichkeiten der Verbesserung? (Mehrfachangaben möglich)
- ☐ Nein
- ☐ Ja, durch Durchführung/Optimierung therapeutischer Maßnahmen
- ☐ Ja, durch Optimierung der räumlichen Umgebung (z B. Badezimmer)
- ☐ Ja, durch Hilfsmitteleinsatz bzw. dessen Optimierung
- ☐ Ja, durch andere Maßnahmen, und zwar: ....
- ☐ Ja, auch ohne Maßnahmen (Rekonvaleszenz, natürlicher Verlauf)

Quelle: *GKV Spitzenverband; Schriftenreihe Modellprogramm zur Weiterentwicklung der Pflegeversicherung Band 2 – „Das neue Begutachtungsinstrument zur Feststellung von Pflegebedürftigkeit"* **mit Anpassung der Punkte gemäß Kabinetts-Entwurf zum PSG II**; *Hinweis: Im Kabinetts-Entwurf zum PSG II unterscheiden sich die Bezeichnungen der Verrichtungen vereinzelt; d. h. mit Verabschiedung des Gesetzes und der sich derzeit in der Erarbeitung befindlichen Begutachtungsrichtlinien kann es noch zu Änderungen kommen.*

7.2 Beschreibung des Moduls und Formulierungshilfen

Die einzelnen Merkmale des Moduls und deren Bewertung:

Verrichtungen der Körperpflege:

4.1 Vorderen Oberkörper waschen (Kabinettsentwurf: Waschen des vorderen Oberkörpers)

beurteilt werden:	– sich Hände, Gesicht, den Hals, die Arme, Achselhöhlen und den vorderen Brustbereich waschen und abtrocknen

Bewertung:

Einstufung — **die Person …**

selbstständig (0 P.):
➤ kann Aktivität ohne personelle Hilfe durchführen

überwiegend selbstständig (1 P.):
➤ kann Aktivität durchführen, wenn benötigte Gegenstände (wie Waschschüssel, Seife, Waschlappen) bereitgelegt werden oder sie Aufforderung bzw. punktuelle Teilhilfen, z. B. Waschen unten den Achseln oder der Brust, erhält

überwiegend unselbstständig (2 P.):
➤ kann sich z. B. nur Hände oder Gesicht waschen

unselbstständig (3 P.):
➤ kann sich an der Aktivität nicht beteiligen

Formulierungsbeispiele:

Einstufung — **der erste Schritt liegt bei Ihnen …**

selbstständig (0 P.):
➤ wäscht sich komplett selbstständig

überwiegend selbstständig (1 P.):
➤ kann sich nach Vorbereitung der Waschutensilien, Überstülpen des Waschlappens über die Hand und Anreichen des Handtuchs (V/N) vorderen Oberkörper waschen und trocknen

➤ kann sich nach Vorbereitung der Waschutensilien (V/N) und nach punktuellen Aufforderungen (Anleitung) den vorderen Oberkörper waschen und trocknen, bei schlechter Tagesform Reinigung der Achseln durch die Pflegeperson (teilweise Übernahme)

überwiegend unselbstständig (2 P.):
➤ Kann sich nach Vorbereitung der Waschutensilien (V/N) unter kleinschrittiger Anleitung und durchgängiger Beaufsichtigung in Form einer Durchführungskontrolle zur Wahrung der hygienischen Anforderungen, Gesicht und Hände waschen und abtrocknen, restliche Körperteile erfolgen aufgrund der eingeschränkten Beweglichkeit der Arme durch xxx und der situativen Überforderung durch die Pflegeperson (teilweise Übernahme)

unselbstständig (3 P.):
➤ kann sich aufgrund der erheblichen Immobilität durch xxx nicht an der Waschung beteiligen (vollständige Übernahme)

4.2 Kämmen, Zahnpflege/Prothesenreinigung, Rasieren (Kabinettsentwurf: Körperpflege im Bereich des Kopfes; Kämmen, Zahnpflege, Prothesenpflege, Rasieren)

beurteilt wird:	– die tägliche Körperpflege im Bereich des Kopfes

Bewertung:

Einstufung	die Person ...
selbstständig (0 P.):	➤ kann Aktivität ohne personelle Hilfe durchführen
überwiegend selbstständig (1 P.):	➤ kann Aktivität durchführen, wenn benötigte Gegenstände bereitgelegt und/oder gerichtet werden (Aufdrehen der Zahnpastatube, Auftragen der Zahnpasta auf die Bürste, Aufbringen von Haftcreme auf die Prothese, Anreichen und/oder Säubern des Rasierapparates usw.). Alternativ sind punktuelle Teilhilfen erforderlich wie Korrektur nach dem Kämmen oder nur das Kämmen des Hinterkopfes, Zahn-/Mundpflege bzw. selbständiges Rasieren
überwiegend unselbstständig (2 P.):	➤ beginnt z. B. mit dem Zähneputzen oder Rasieren, ohne die Aktivität zu Ende zu führen
unselbstständig (3 P.):	➤ kann sich an den Aktivitäten nicht beteiligen

Formulierungsbeispiele:

Einstufung	der erste Schritt liegt bei Ihnen ...
selbstständig (0 P.):	➤ führt die tägliche Körperpflege im Bereich des Kopfes komplett selbstständig durch
überwiegend selbstständig (1 P.):	➤ kann sich nach Vorbereitung der Zahnputzutensilien und Auftragen der Zahnpasta auf die Zahnbürste (V/N) nach einfacher Aufforderung (Anleitung) die Zähne den hygienischen Anforderungen entsprechend reinigen ➤ kann sich nach Anreichen des Kammes in die Hand (V/N) und nach punktueller Aufforderungen (Anleitung) den vorderen Kopfbereich kämmen, aufgrund der eingeschränkten Beweglichkeit der Arme durch xxx kämmen des Hinterkopfs durch die Pflegeperson (teilweise Übernahme); Säuberung des Kammes durch die Pflegeperson (V/N) ➤ Kann sich rasieren; zur Reinigung des Rasierapparats nicht aktivierbar, daher durch die Pflegeperson (V/N)
überwiegend unselbstständig (2 P.):	➤ Beginnt sich nach Anreichen des Kammes in die Hand (V/N) unter kleinschrittiger Anleitung und Beaufsichtigung in Form einer Durchführungs- und Erledigungskontrolle zu kämmen, unterbricht die Verrichtung währenddessen jedoch immer wieder, dann umfassende teilweise Übernahme durch die Pflegeperson ➤ Kann sich nach Anreichen des Rasierapparates bei guter Tagesform unter kleinschrittiger Anleitung und durchgängiger Beaufsichtigung in Form von Durchführungs- und Erledigungskontrollen rasieren; dies erfolgt jedoch zeitweise nicht anforderungsgerecht, zudem wird die Verrichtung aufgrund der erheblichen Ablenkbarkeit oft nicht vollendet, daher umfassende teilweise Übernahme durch die PP
unselbstständig (3 P.):	➤ kann sich aufgrund der erheblichen Immobilität durch xxx in Verbindung mit altersbedingter Schwäche nicht an den Verrichtungen der Körperpflege im Bereich des Kopfes beteiligen (vollständige Übernahme)

4.3 Intimbereich waschen (Kabinettsentwurf: Waschen des Intimbereichs)

beurteilt werden: – das Waschen und Abtrocknen des Intimbereichs

Bewertung:

Einstufung	die Person ...
selbstständig (0 P.):	➤ kann Aktivität ohne personelle Hilfe durchführen
überwiegend selbstständig (1 P.):	➤ kann Aktivität durchführen, wenn benötigte Gegenstände (wie Waschschüssel, Seife, Waschlappen) bereitgelegt werden oder sie Aufforderung bzw. punktuelle Teilhilfen erhält
überwiegend unselbstständig (2 P.):	➤ kann sich z. B. nur den vorderen Intimbereich waschen
unselbstständig (3 P.):	➤ kann sich an der Aktivität nicht beteiligen

Formulierungsbeispiele:

Einstufung	der erste Schritt liegt bei Ihnen ...
selbstständig (0 P.):	➤ wäscht sich den Intimbereich komplett selbstständig unter Beachtung der hygienischen Anforderungen
überwiegend selbstständig (1 P.):	➤ kann sich nach Vorbereitung der Waschutensilien und Überstülpen des Waschlappens über die Hand sowie Anreichen des Handtuchs (V/N) den Intimbereich waschen und trocknen ➤ kann sich nach Vorbereitung der Waschutensilien (V/N) und nach punktueller Aufforderung (Anleitung) zur Wahrung der hygienischen Anforderungen den Intimbereich waschen und trocknen
überwiegend unselbstständig (2 P.):	➤ kann sich nach Vorbereitung der Waschutensilien (V/N) unter kleinschrittiger Anleitung und durchgängiger Beaufsichtigung in Form einer Durchführungskontrolle zur Wahrung der hygienischen Anforderungen den Intimbereich waschen und trocknen, bei schlechter Tagesform hinterer Intimbereich durch die Pflegeperson (teilweise Übernahme) ➤ kann sich nach Vorbereitung der Waschutensilien (V/N) unter kleinschrittiger Anleitung und durchgängiger Beaufsichtigung in Form einer Durchführungskontrolle zur Wahrung der hygienischen Anforderungen den vorderen Intimbereich waschen und trocknen, aufgrund eingeschränkter Beweglichkeit der Arme durch xxx, hinterer Intimbereich durch die Pflegeperson (teilweise Übernahme)
unselbstständig (3 P.):	➤ kann sich aufgrund der erheblichen Immobilität durch xxx nicht an der Waschung beteiligen (vollständige Übernahme)

4.4 Duschen oder Baden
(Kabinettsentwurf: Duschen und Baden einschließlich Waschen der Haare)

beurteilt werden:	

- Fähigkeit, den Körper waschen zu können
- Sicherheitsaspekte
- notwendige Überwachung während des Bades
- Hilfe beim Ein- und Aussteigen
- Haare waschen, Abtrocknen und Föhnen

Bewertung:

Einstufung — **die Person …**

selbstständig (0 P.):
➤ kann Aktivität ohne personelle Hilfe durchführen

überwiegend selbstständig (1 P.):
➤ kann Aktivität durchführen, wenn Utensilien vorbereitet bzw. bereitgestellt werden, einzelne Handreichungen geleistet werden, z. B. Stützen beim Ein-/Aussteigen, Bedienung eines Badewannenlifters, Hilfe beim Haarewaschen und/oder Föhnen, beim Abtrocknen oder wenn während des Duschens/Badens aus nachvollziehbaren Sicherheitsgründen Anwesenheit erforderlich ist

überwiegend unselbstständig (2 P.):
➤ kann nur einen begrenzten Teil der Aktivitäten selbstständig durchführen, z. B. das Waschen des vorderen Oberkörpers

unselbstständig (3 P.):
➤ kann sich an der Aktivität nicht beteiligen

Formulierungsbeispiele:

Einstufung — **der erste Schritt liegt bei Ihnen …**

selbstständig (0 P.):
➤ duscht sich komplett selbstständig unter Beachtung der hygienischen Anforderungen

überwiegend selbstständig (1 P.):
➤ kann den Ein- und Ausstieg in die Badewanne unter leichtem Abstützen durch die Pflegeperson sicher bewältigen
➤ kann sich nach Vorbereitung der Waschutensilien (V/N) den Körper und die Haare waschen und trocknen; Rücken und zeitweise das Auswaschen des restlichen Shampoos sowie Nachbereitung (V/N) muss durch die Pflegeperson übernommen werden (teilweise Übernahme); punktueller Beaufsichtigungsbedarf zur Wahrung der Sicherheit
➤ kann sich an der Bedienung des Badewannenlifters nicht beteiligen (teilweise Übernahme); kann sich nach Vorbereitung der Waschutensilien (V/N) unter punktueller Aufforderung (Anleitung) den Körper und die Haare waschen und trocknen; Rücken (teilweise Übernahme) sowie Nachbereitung (V/N) müssen durch die Pflegeperson übernommen werden

überwiegend unselbstständig (2 P.):
➤ kann sich nach Vorbereitung der Waschutensilien (V/N) unter kleinschrittiger Anleitung das Gesicht und die Arme waschen und trocknen; restliche Körperteile sowie Haarwäsche und -trocknung müssen aufgrund situativer Überforderung in Verbindung mit der bestehenden Immobilität durch xxx durch die Pflegeperson übernommen werden (teilweise Übernahme); durchgängiger Beaufsichtigungsbedarf zur Wahrung der Sicherheit; Nachbereitung durch die Pflegeperson (V/N)

unselbstständig (3 P.):
➤ kann sich aufgrund der erheblichen Immobilität durch xxx nicht an der Verrichtung beteiligen (vollständige Übernahme)

Verrichtungen des An- und Entkleidens:

4.5 Oberkörper an- und auskleiden (Kabinettsentwurf: An- und Auskleiden des Oberkörpers)

beurteilt werden: die Fähigkeiten bereitliegende Kleidungsstücke (z. B. Unterhemd, T-Shirt, Hemd, Bluse, Pullover, Jacke, BH, Schlafanzugoberteil oder Nachthemd) an- und auszuziehen

- dies ist unabhängig davon, ob solche Kleidungsstücke derzeit getragen werden
- die situationsgerechte Auswahl der Kleidung ist hier nicht zu berücksichtigen
- das An- und Ablegen körpernaher Hilfsmittel ist in Modul 5 berücksichtigt

---

Bewertung:

Einstufung	die Person …
selbstständig (0 P.):	➤ kann Aktivität ohne personelle Hilfe durchführen
überwiegend selbstständig (1 P.):	➤ kann Aktivität beispielsweise durchführen, wenn Kleidungsstücke passend angereicht oder gehalten werden (Einstiegshilfe beim Anziehen eines Hemdes usw.). Auch wenn Hilfe nur bei Verschlüssen erforderlich ist, trifft diese Bewertung zu, ebenso wenn nur Kontrolle des Sitzes der Kleidung und Aufforderungen zur Vervollständigung der Handlungen erforderlich sind
überwiegend unselbstständig (2 P.): *(nicht in der Schriftenreihe Modellprogramm zur Weiterentwicklung der Pflegeversicherung Band 2 – „Das neue Begutachtungsinstrument zur Feststellung von Pflegebedürftigkeit" – Begutachtungsmanual – definiert, daher interpretiert)*	➤ kann die Aktivität nur zu einem geringen Teil durchführen; beispielsweise das Herunterziehen der Oberbekleidung, zuvor muss das Kleidungsstück jedoch von der Pflegeperson über den Kopf/Oberkörper gezogen werden
unselbstständig (3 P.):	➤ kann sich an der Aktivität nicht beteiligen

---

Formulierungsbeispiele:

Einstufung	der erste Schritt liegt bei Ihnen …
selbstständig (0 P.):	➤ kann sich den Oberkörper komplett selbstständig an- und auskleiden
überwiegend selbstständig (1 P.):	➤ kann sich nach Vorbereitung der Kleidungsstücke aus dem Schrank und durch Anreichen in der richtigen Reihenfolge (V/N) sowie Schließen der Verschlüsse, Oberkörper ankleiden; das Entkleiden erfolgt, bis auf das Öffnen der Verschlüsse (teilweise Übernahme), ohne weitere personelle Hilfe
	➤ kann sich nach Vorbereitung der Kleidungsstücke aus dem Schrank (V/N) unter punktueller Aufforderung (Anleitung) Oberkörper an- und entkleiden; Sitzkontrolle und nach Bedarf Korrektur durch Pflegeperson notwendig (teilweise Übernahme)

überwiegend unselbstständig (2 P.):	➤ kann sich nach Vorbereitung der Kleidungsstücke aus dem Schrank (V/N), sowie Überziehen über den Kopf/Oberkörper (teilweise Übernahme), unter kleinschrittiger Anleitung die Kleidung herunterziehen bzw. beim Entkleiden hochziehen; mit dem Öffnen und Schließen von Verschlüssen situativ überfordert, erfolgt durch die Pflegeperson (teilweise Übernahme)
	➤ kann sich nach Vorbereitung der Kleidungsstücke aus dem Schrank (V/N) unter sehr kleinschrittiger Anleitung und durchgängiger Beaufsichtigung in Form einer Durchführungs- und Erledigungskontrolle, da Verrichtung ansonsten nicht in der richtigen Reihenfolge erfolgt bzw. mitten drin abgebrochen wird, den Oberkörper an- und entkleiden; mit dem Öffnen und Schließen von Verschlüssen situativ überfordert, erfolgt durch die Pflegeperson (teilweise Übernahme)
unselbstständig (3 P.):	➤ kann sich aufgrund der erheblichen Immobilität durch xxx nicht am An- und Entkleiden des Oberkörpers beteiligen (vollständige Übernahme)

4.6 Unterkörper an- und auskleiden (Kabinettsentwurf: An- und Auskleiden des Unterkörpers)

beurteilt werden:	die Fähigkeiten Kleidungsstücke (Unterwäsche, Hose/Rock Strümpfe und Schuhe) an- und auszuziehen

- dies ist unabhängig davon, ob solche Kleidungsstücke derzeit getragen werden
- die situationsgerechte Auswahl der Kleidung ist hier nicht zu berücksichtigen
- das An- und Ablegen körpernaher Hilfsmittel ist in Modul 5 berücksichtigt

Bewertung:

Einstufung	die Person …
selbstständig (0 P.):	➤ kann Aktivität ohne personelle Hilfe durchführen
überwiegend selbstständig (1 P.):	➤ kann Aktivität beispielsweise durchführen, wenn ihr Schuhe bereitgestellt bzw. Kleidungsstücke angereicht oder gehalten werden (Einstiegshilfe). Auch wenn Hilfe nur bei Verschlüssen (z. B. Schnürsenkel binden) oder Kontrolle des Sitzes der Kleidung und Aufforderungen zur Vervollständigung der Handlungen erforderlich sind
überwiegend unselbstständig (2 P.):	➤ kann die Aktivität nur zu einem geringen Teil durchführen. Beispielsweise gelingt das Hochziehen von Hose/Rock zur Taille selbstständig, zuvor muss das Kleidungsstück jedoch von der Pflegeperson über die Füße gezogen werden
unselbstständig (3 P.):	➤ kann sich an der Aktivität nicht beteiligen

---

Formulierungsbeispiele:

Einstufung

der erste Schritt liegt bei Ihnen …

selbstständig (0 P.):

> ➤ kann sich den Unterkörper komplett selbstständig an- und auskleiden

überwiegend selbstständig (1 P.):

> ➤ kann sich nach Vorbereitung der Kleidungsstücke aus dem Schrank und durch Anreichen in der richtigen Reihenfolge (V/N), sowie Schließen der Verschlüsse (teilweise Übernahme), Unterkörper ankleiden; das Entkleiden erfolgt, bis auf das Öffnen der Verschlüsse (teilweise Übernahme), ohne weitere Hilfe

> ➤ kann sich nach Vorbereitung der Kleidungsstücke aus dem Schrank (V/N) unter punktueller Aufforderung (Anleitung) Unterkörper an- und entkleiden; Sitzkontrolle und nach Bedarf Korrektur durch Pflegeperson notwendig (teilweise Übernahme)

> ➤ kann sich nach Vorbereitung der Kleidungsstücke aus dem Schrank (V/N) unter Einstiegshilfe beim Ankleiden, d.h. Halten der Kleidungsstücke zum Hineinschlüpfen, nach einfacher Aufforderung Unterkörper an- und entkleiden; Sitzkontrolle und nach Bedarf Korrektur durch Pflegeperson notwendig (teilweise Übernahme)

überwiegend unselbstständig (2 P.):

> ➤ kann sich nach Vorbereitung der Kleidungsstücke aus dem Schrank (V/N) sowie Überziehen über die Füße/Beine (teilweise Übernahme) unter kleinschrittiger Anleitung die Unterbekleidung teilweise hochziehen bzw. beim Entkleiden hinunterziehen; mit dem Öffnen und Schließen von Verschlüssen situativ überfordert, erfolgt durch die Pflegeperson (teilweise Übernahme)

> ➤ kann sich nach Vorbereitung der Kleidungsstücke aus dem Schrank (V/N), unter sehr kleinschrittiger Anleitung und durchgängiger Beaufsichtigung im Sinne einer Durchführungs- und Erledigungskontrolle, da Verrichtung ansonsten nicht in der richtigen Reihenfolge erfolgt bzw. mitten drin abgebrochen wird, den Unterkörper an- und entkleiden; mit dem Öffnen und Schließen von Verschlüssen situativ überfordert, erfolgt durch die Pflegeperson (teilweise Übernahme)

unselbstständig (3 P.):

> ➤ kann sich aufgrund der erheblichen Immobilität durch xxx nicht am An- und Entkleiden des Unterkörpers beteiligen (vollständige Übernahme)

Verrichtungen der Ernährung:

B.1 Sondenernährung

beurteilt werden:
- künstliche Ernährung über einen enteralen Zugang (Nasen-, Magen- oder Dünndarmsonde)
- unter B.1b die Art der Sondenernährung (Pumpe, Schwerkraft oder Bolusgabe)
- unter B.1c die Fähigkeit zur Durchführung, d.h. ob die Bedienung selbstständig oder mit Fremdhilfe erfolgen muss
- die Bewertung in Form von Punkten erfolgt in Abhängigkeit vom Anteil der Sondennahrung an der Nahrungsaufnahme
- sind bei der Sondenernährung keine Beeinträchtigungen der Selbstständigkeit oder der Fähigkeiten feststellbar, werden keine Punkte vergeben

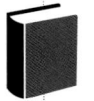

Bewertung:

Einstufung	Anteil der Sondenernährung an der Nahrungsaufnahme ...
0 Punkte	➤ nur gelegentlich bzw. nicht täglich Zufuhr von Sondennahrung
5 Punkte	➤ 1 bis 3 x täglich Sondennahrung und täglich oral Nahrung
9 Punkte	➤ mindestens 4 x täglich Sondennahrung und täglich oral Nahrung (geringe Mengen)
12 Punkte	➤ ausschließlich oder nahezu ausschließlich Sondennahrung

Formulierungsbeispiele:

➤ Gefahr von Unterernährung; kann orale Nahrung teilweise zu sich nehmen; diese deckt jedoch den Energiebedarf nicht adäquat ab, so dass 3 x täglich zusätzlich Nahrung über eine Sonde (Pumpe) verabreicht wird; kann sich aufgrund der Immobilität und der situativen Überforderung nicht an der Zufuhr der Sondennahrung beteiligen

➤ aufgrund xxx ist keine orale Nahrungsaufnahme mehr möglich; die Ernährung erfolgt ausschließlich mittels Sonde (Pumpe); eine Beteiligung an der Zufuhr der Sondennahrung ist aufgrund der fortgeschritten Demenz in Verbindung mit der erheblichen Immobilität durch xxx nicht möglich

B.2 Parenterale Ernährung

beurteilt werden:	– unter B.2a die Art der parenteralen Ernährung (komplett oder teilweise)
	– unter B.2b die Fähigkeit zur Durchführung, d. h. ob die Bedienung selbstständig oder mit Fremdhilfe erfolgen muss
	– sind bei der parenteralen Ernährung keine Beeinträchtigungen der Selbstständigkeit oder der Fähigkeiten feststellbar, werden keine Punkte vergeben

Bewertung:

Einstufung	Anteil der Sondenernährung an der Nahrungsaufnahme
5 Punkte	➤ teilweise
12 Punkte	➤ vollständig

Formulierungsbeispiele:

➤ kann Flüssigkeit teilweise oral zu sich nehmen; diese deckt jedoch den Gesamtbedarf nicht adäquat ab, so dass teilweise zusätzlich Flüssigkeit (…ml) über eine Infusion verabreicht werden muss; kann sich aufgrund der Immobilität und der situativen Überforderung nicht an der parenteralen Ernährung beteiligen

➤ Aufgrund xxx ist keine orale Flüssigkeitsaufnahme mehr möglich; diese erfolgt ausschließlich mittels Infusionen; eine Beteiligung an der Zufuhr der parenteralen Ernährung ist aufgrund der fortgeschrittenen Demenz und der erheblichen Immobilität durch xxx nicht möglich

4.7 Nahrung mundgerecht zubereiten/Getränk eingießen
(Kabinettsentwurf: Mundgerechtes Zubereiten der Nahrung und Eingießen von Getränken)

beurteilt werden:	die Fähigkeiten bzw. Beeinträchtigungen zu:
	– belegte Brotscheiben, Obst oder andere Speisen in mundgerechte Stücke zerkleinern
	– kleinschneiden von Fleisch
	– zerdrücken von Kartoffeln
	– Verschlüsse von Getränkeflaschen öffnen
	– Getränke ohne ständiges Verschütten aus einer Flasche oder Kanne in ein Glas bzw. eine Tasse eingießen
	– ggf. unter Nutzung von Hilfsmitteln wie Anti-Rutschbrett, Einhänderbesteck, Spezialbesteck

Bewertung:

Einstufung	die Person …
selbstständig (0 P.):	➤ kann Aktivität ohne personelle Hilfe durchführen
überwiegend selbstständig (1 P.):	➤ kann die Aktivität unter punktueller Hilfestellung durchführen. Punktuelle Hilfe erforderlich, z. B. beim Öffnen einer Flasche oder beim Schneiden von sehr harten Nahrungsmitteln

überwiegend unselbstständig (2 P.):
(nicht in der Schriften-reihe Modellprogramm zur Weiterentwicklung der Pflegeversicherung Band 2 – „Das neue Be-gutachtungsinstrument zur Feststellung von Pfle-gebedürftigkeit" – Begut-achtungsmanual —defi-niert, daher interpretiert)

➤ kann nur einen begrenzten Teil der Aktivitäten durchführen, z. B. das Abbeißen von gestrichenen Broten, das Zerdrücken von weichen Speisen, wie z. B. Kartoffeln

unselbstständig (3 P.): ➤ kann sich an der Aktivität nicht beteiligen

---

Formulierungsbeispiele:

Einstufung   **der erste Schritt liegt bei Ihnen …**

selbstständig (0 P.):
➤ kann Nahrung komplett selbstständig mundgerecht zubereiten; auch Getränke kön-nen ohne personelle Hilfe eingegossen werden

überwiegend selbstständig (1 P.):
➤ kann sich Getränke nach Aufdrehen des Flaschenverschlusses (V/N) ohne weitere personelle Hilfe, einschenken
➤ kann Nahrungsmittel, bis auf das Kleinschneiden von Fleisch, ohne personelle Hilfe mundgerecht zubereiten
➤ kann Nahrungsmittel nach Vorbereitung des Anti-Rutschbretts und Anreichen des Spezialbestecks in die Hand (V/N) unter punktuellen Aufforderungen (Anleitung) an-forderungsgerecht zerkleinern; bei sehr harten Speisen, wie z. B. Fleisch, personelle Hilfe erforderlich (teilweise Übernahme)

überwiegend unselbstständig (2 P.):
➤ kann sich Getränke nach Aufdrehen des Flaschenverschlusses (V/N) und unter Füh-ren der Hand durch die Pflegeperson (teilweise Übernahme) unter sehr kleinschritti-ger Anleitung einschütten
➤ kann Nahrungsmittel, hier ausschließlich nur sehr weiche Beilagen (z. B. Kartoffeln), unter kleinschrittiger Anleitung und Beaufsichtigung in Form einer Durchführungs-kontrolle zerkleinern, beim Zerkleinern der restlichen Speisen sowie dem Einschen-ken der Getränke aufgrund der Kraftlosigkeit und den manuellen Einschränkungen der Hände durch xxx keine Beteiligung möglich (teilweise Übernahme)

unselbstständig (3 P.):
➤ kann sich aufgrund der starken manuellen Einschränkungen der Hände durch xxx und der situativen Überforderung nicht an der mundgerechten Zubereitung der Speisen und dem Eingießen von Getränken, beteiligen (vollständige Übernahme)

4.8 Essen

beurteilt werden:

die Fähigkeiten bzw. Beeinträchtigungen zu:

- bereitgestellte, mundgerecht zubereitete Speisen, die üblicherweise mit den Fingern gegessen werden (z. B. Brot, Kekse, Obst) aufnehmen, zum Mund führen, ggf. abbeißen, kauen und schlucken
- mundgerecht zubereitete Speisen mit Gabel oder Löffel aufnehmen, zum Mund führen und essen
- ggf. mit speziellen Hilfsmitteln wie adaptiertem Besteck
- zu beurteilen ist hier insbesondere auch die Selbstständigkeit bei der Steuerung der Nahrungsaufnahme, d. h. die Frage, **ob ausreichend Nahrung aufgenommen wird**
- die Beurteilung ist auch dann vorzunehmen, wenn die Nahrungsaufnahme teilweise über eine Sonde bzw. parenteral erfolgt; bei Nahrungsaufnahme ausschließlich über eine Sonde bzw. parenteral ohne nennenswerte Nahrungsaufnahme erfolgt keine Bewertung der Fähigkeiten bzw. Beeinträchtigungen des Essens; der Hilfebedarf wird dann über die Items „Sondenernährung bzw. „Parenterale Ernährung" gelenkt

Bewertung:

Einstufung	die Person ...
selbstständig (0 P.):	➤ kann Aktivität ohne personelle Hilfe durchführen
überwiegend selbstständig (3 P.):	➤ kann überwiegend selbstständig essen, benötigt aber punktuelle Anleitung, muss beispielsweise aufgefordert werden, mit dem Essen zu beginnen oder weiter zu essen. Es sind punktuelle Hilfen erforderlich (wie z. B. Zurücklegen aus der Hand gerutschte Speisen oder Besteck in die Hand geben)
überwiegend unselbstständig (6 P.):	➤ es ist ständige Anwesenheit der Pflegeperson erforderlich, beispielsweise aufgrund von Aspirationsgefahr oder weil ständig zur Nahrungsaufnahme motiviert werden oder die Nahrung größtenteils gereicht werden muss
unselbstständig (9 P.):	➤ die Nahrung muss komplett gereicht werden

Formulierungsbeispiele:

Einstufung

der erste Schritt liegt bei Ihnen ...

selbstständig (0 P.):

> kann Nahrung komplett selbstständig zu sich nehmen

überwiegend selbstständig (3 P.):

> nimmt nach Anreichen des Bestecks in die Hand (V/N), nach Aufforderung Nahrung mit dem Löffel zu sich (Anleitung); bei sehr schlechter Tagesform punktueller Beaufsichtigungsbedarf in Form einer Erledigungskontrolle

> kann Nahrung mit dem Löffel zu sich nehmen, unterbricht die Mahlzeitenaufnahme zeitweise, daher partielle Beaufsichtigung in Form einer Erledigungskontrolle und punktueller Aufforderungsbedarf (Anleitung) um sicherzustellen, dass die Mahlzeiten komplett aufgenommen werden

überwiegend unselbstständig (6 P.):

> ist manuell zur Nahrungsaufnahme in der Lage, leidet jedoch unter einem verringertem Hungergefühl, daher ständiger Aufforderungsbedarf im Sinne von Motivation (Anleitung) und durchgängige Beaufsichtigung in Form einer Durchführungs- und Erledigungskontrolle, um sicherzustellen, dass eine anforderungsgerechte Nahrungsmenge zu sich genommen wird; Pflegeperson ist zeitlich und örtlich komplett gebunden; bei schlechter Tagesform nur zu einem geringen Teil zu einer Beteiligung an der Verrichtung motivierbar, dann teilweise Eingabe der Nahrung durch die Pflegeperson (teilweise Übernahme)

> ist zur Nahrungsaufnahme in der Lage, aufgrund der Schluckstörungen mit Aspirationsgefahr jedoch durchgängiger Anleitungs- und Beaufsichtigungsbedarf zur Wahrung der Sicherheit

unselbstständig (9 P.):

> kann sich aufgrund xxx nicht an der Nahrungsaufnahme beteiligen, muss komplett durch die Pflegeperson gereicht werden (vollständige Übernahme)

4.9 Trinken

beurteilt werden:	die Fähigkeiten bzw. Beeinträchtigungen zu:

- bereitgestellte Getränke aufnehmen, ggf. mit Hilfsmitteln wie Strohhalm oder Spezialbecher mit Trinkaufsatz
- zu beurteilen ist hier auch, inwieweit die **Notwendigkeit der Flüssigkeitsaufnahme** (auch ohne ausreichendes Durstgefühl) **erkannt** und die empfohlene/gewohnte Menge tatsächlich getrunken wird
- die Beurteilung ist auch dann vorzunehmen, wenn die Flüssigkeitsaufnahme teilweise über eine Sonde bzw. parenteral erfolgt; bei Nahrungsaufnahme ausschließlich über eine Sonde bzw. parenteral ohne nennenswerte Nahrungsaufnahme erfolgt keine Bewertung der Fähigkeiten bzw. Beeinträchtigungen des Trinkens; der Hilfebedarf wird dann über die Items „Sondenernährung" bzw. „Parenterale Ernährung" gelenkt

Bewertung:

Einstufung	die Person ...
selbstständig (0 P.):	➤ kann Aktivität ohne personelle Hilfe durchführen
überwiegend selbstständig (2 P.):	➤ kann selbstständig trinken, wenn ein Glas/eine Tasse entsprechend dem Aktionsradius der Person positioniert oder diese ans Trinken erinnert wird
überwiegend unselbstständig (4 P.):	➤ das Trinkgefäß muss beispielsweise in die Hand gegeben werden, das Trinken erfolgt jedoch selbstständig, oder die Person muss zu fast jedem Schluck motiviert werden
unselbstständig (6 P.):	➤ Getränke müssen komplett gereicht werden

Formulierungsbeispiele:

Einstufung	der erste Schritt liegt bei Ihnen ...
selbstständig (0 P.):	➤ nimmt Flüssigkeit in anforderungsgerechter Menge komplett selbstständig zu sich
überwiegend selbstständig (2 P.):	➤ nimmt nach Positionierung des Trinkgefäßes im Aktionsradius (V/N) nach einfacher Aufforderung in Form von Erinnerung (Anleitung) Getränke komplett zu sich
überwiegend unselbstständig (4 P.):	➤ kann nach Anreichen des Trinkgefäßes in die Hand trinken ➤ ist manuell zum Trinken in der Lage, leidet jedoch unter einem verringertem Durstgefühl, daher ständiger Aufforderungsbedarf im Sinne von Motivation (Anleitung) und durchgängige Beaufsichtigung in Form einer Durchführungs- und Erledigungskontrolle, um sicherzustellen, dass eine anforderungsgerechte Flüssigkeitsmenge zu sich genommen wird; Pflegeperson ist zeitlich und örtlich komplett gebunden
unselbstständig (6 P.):	➤ kann sich aufgrund xxx nicht an der Flüssigkeitsaufnahme beteiligen, Getränke müssen komplett durch die Pflegeperson eingegeben werden (vollständige Übernahme)

Verrichtungen der Ausscheidung:

B.3 Blasenkontrolle/Harnkontinenz

beurteilt werden:
- Harndrang verspüren und ggf. so rechtzeitig äußern, dass die Blasenentleerung geregelt werden kann
- jegliche Art von Inkontinenz, unabhängig von der Ursache und der Art der Versorgung
- ggf. ist eine urologische Abklärung der Inkontinenz zu empfehlen
- vorrangig zu erfassen sind hier die Kontrolle der Blasenentleerung, die willentliche Steuerung der Blasenentleerung und die Vermeidung unwillkürlicher Harnabgänge

Bewertung:

Merkmalsausprägung

ständig kontinent
> die Blasenkontrolle ist unbeeinträchtigt

überwiegend kontinent
> maximal einmal täglich inkontinent oder Tröpfchen-/Stressinkontinenz

überwiegend inkontinent
> mehrmals täglich inkontinent; gesteuerte Blasenentleerung ist möglich

inkontinent
> komplett harninkontinent; gesteuerte Blasenentleerung nicht möglich

Formulierungsbeispiele:

> leidet unter einer **Tröpfcheninkontinenz**, ansonsten gesteuerte Blasenentleerung möglich
> gesteuerte Blasenentleerung ist noch teilweise möglich, jedoch erheblich beeinträchtigt, so dass es **mehrmals täglich** zu unkontrollierten Blasenentleerung kommt

B.4 Darmkontrolle/Stuhlkontinenz

beurteilt werden:
- Stuhldrang verspüren und ggf. so rechtzeitig äußern, dass die Stuhlentleerung geregelt werden kann
- zu bewerten ist hier die Kontrolle der Darmentleerung

Bewertung:

Merkmalsausprägung

ständig kontinent
> die Kontinenz ist unbeeinträchtigt

überwiegend kontinent
> überwiegend stuhlkontinent, gelegentlich inkontinent oder mäßig inkontinent (Stuhlschmieren)

überwiegend inkontinent
> überwiegend stuhlinkontinent, selten gesteuerte Darmentleerung möglich

inkontinent
> komplett stuhlinkontinent; gesteuerte Darmentleerung nicht möglich

Formulierungsbeispiele:

> leidet unter **Stuhlschmieren** ansonsten gesteuerte Stuhlentleerung möglich
> gesteuerte Stuhlentleerung ist nur noch **selten** möglich, verspürt Stuhldrang häufig nicht, überwiegende Stuhlinkontinenz

B.5 Künstliche Harnableitung

dies umfasst:
- suprapubischen oder transurethraeln Dauerkatheter oder Urostoma
- die Einmalkatheterisierung ist unter Modul 5 abgebildet
- es ist ausschließlich darzulegen, ob diese vorhanden ist oder nicht

B.6 Colo-/Illeostoma

- es ist lediglich darzulegen, ob vorhanden oder nicht

4.10 Toilette/Toilettenstuhl benutzen
(Kabinettsentwurf: Benutzen einer Toilette oder eines Toilettenstuhls)

beurteilt werden:
- das Gehen zur Toilette
- das Hinsetzen und Aufstehen
- das Sitzen während der Blasen-/Darmentleerung
- die Intimhygiene
- das Richten der Kleidung

Die Fähigkeit zur Toilettenbenutzung ist **auch bei der Versorgung mit Hilfsmitteln** (Inkontinenzmaterial, Katheter, Urostoma, Ileo-/Colostoma) zu bewerten

Bewertung:

Einstufung

die Person ...

selbstständig (0 P.):
➤ kann Aktivität ohne personelle Hilfe durchführen

überwiegend
selbstständig (2 P.):
➤ kann die Aktivität überwiegend selbstständig durchführen. Personelle Hilfe beschränkt sich auf:
- Bereitstellen und Leeren des Toilettenstuhls (alternativ Urinflasche oder anderer Behälter)
- Orientierungshinweise zum Auffinden der Toilette
- Begleitung auf dem Weg zur Toilette
- Anreichen von Toilettenpapier oder Waschlappen
- Intimhygiene nur nach Stuhlgang
- Unterstützung beim Hinsetzen/Aufstehen von der Toilette
- Hilfe beim Richten der Bekleidung

überwiegend
unselbstständig (4 P.):
➤ kann nur einzelne Handlungen selbst ausführen, z. B. Richten der Bekleidung oder Intimhygiene nach Wasserlassen

unselbstständig (6 P.):
(nicht in der Schriftenreihe Modellprogramm zur Weiterentwicklung der Pflegeversicherung Band 2 – „Das neue Begutachtungsinstrument zur Feststellung von Pflegebedürftigkeit" – Begutachtungsmanual – definiert, daher interpretiert)
➤ kann sich an der Aktivität nicht beteiligen

Formulierungsbeispiele:

Einstufung

der erste Schritt liegt bei Ihnen ...

selbstständig (0 P.):
- ➤ benutzt Toilette uneingeschränkt selbstständig

überwiegend selbstständig (2 P.):
- ➤ kann sich nach Bereitstellen des Toilettenstuhls (V/N) ohne Hilfe darauf transferieren und das Richten der Bekleidung, sowie die Intimhygiene nach Wasserlassen und Stuhlgang, nach Anreichen des Toilettenpapiers, durchführen, zur Wahrung der hygienischen Anforderungen zeitweise Nachreinigung nach Stuhlausscheidung durch Pflegeperson (teilweise Übernahme); Leeren des Toilettenstuhleimers durch Pflegeperson (V/N)
- ➤ kann nach Begleitung inklusive vereinzelter Orientierungshinweise zum Auffinden der Toilette (Anleitung) nach punktueller Aufforderung Bekleidung richten (hoch- und runterziehen), sich auf die Toilette setzen und ausscheiden. Kann Intimhygiene unter punktueller Aufforderung den hygienischen Anforderungen entsprechend durchführen und die Toilettenspülung bedienen

überwiegend unselbstständig (4 P.):
- ➤ findet den Weg zur Toilette nur unter Aufforderungen im Sinne von Orientierungshinweisen und „Einhaken" (Anleitung), zum Richten der Bekleidung situativ überfordert, dies muss durch die Pflegeperson erfolgen (teilweise Übernahme); kann sich nach Aufforderung auf die Toilette setzen (Anleitung) und ausscheiden. Kann sich nach Anreichen des Toilettenpapiers in die Hand (V/N) unter sehr kleinschrittiger Anleitung und Beaufsichtigung in Form einer Durchführungskontrolle zur Wahrung der hygienischen Anforderungen vorderen Intimbereich reinigen, umfassende Nachreinigung (teilweise Übernahme) und Betätigung der Toilettenspülung (V/N) durch die Pflegeperson
- ➤ kann den Weg zur Toilette nur mit dem Rollstuhl überwinden (teilweise Übernahme); Richten der Bekleidung und Transfer aufgrund der Immobilität durch die Pflegperson (teilweise Übernahme); kann sich den Intimbereich nach Wasserlassen den hygienischen Anforderungen entsprechend reinigen, die Reinigung nach Stuhlgang (teilweise Übernahme) sowie die Bedienung der Toilettenspülung (V/N) muss aufgrund der Immobilität und der Einschränkungen der manuellen Fähigkeiten durch xxx komplett durch die Pflegeperson erfolgen

unselbstständig (6 P.):
- ➤ kann sich aufgrund xxx nicht am Toilettengang beteiligen (vollständige Übernahme)

4.11 Folgen einer Harninkontinenz bewältigen, Umgang mit Dauerkatheter/Urostoma
(Kabinettsentwurf: Bewältigen der Folgen einer Harninkontinenz und Umgang mit Dauerkatheter und Urostoma)

beurteilt wird:	der Umgang mit einer bestehenden Harninkontinenz:

- sachgerechte Verwendung von Inkontinenzschutzsystemen (kleine Vorlagen, große Vorlagen mit Netzhose, Inkontinenzhose mit Klebestreifen oder Pants), nach Bedarf wechseln und entsorgen
- dazu gehört auch das Leeren des Urinbeutels bei Dauerkatheter oder Urostoma
- nur zu bearbeiten, wenn eine Harninkontinenz vorliegt, ansonsten ist das Feld mit „entfällt" anzukreuzen

Bewertung:

Einstufung — **die Person ...**

selbstständig (0 P.):
➤ kann Hilfsmittel selbstständig benutzen

überwiegend selbstständig (1 P.):
➤ kann die Aktivität überwiegend selbstständig durchführen, wenn Hilfsmittel bereitgelegt oder entsorgt werden oder an den Wechsel erinnert wird

überwiegend unselbstständig (2 P.):
➤ kann sich am Wechsel der Inkontinenzsysteme beteiligen

unselbstständig (3 P.):
➤ kann sich an der Aktivität nicht beteiligen

Formulierungsbeispiele:

Einstufung — **der erste Schritt liegt bei Ihnen ...**

selbstständig (0 P.):
➤ leidet unter einer Tröpfcheninkontinenz und trägt kleine Vorlagen. Diese können komplett selbstständig gewechselt werden

überwiegend selbstständig (1 P.):
➤ leidet unter einer Harninkontinenz. Nach Bereitlegen der Inkontinenzeinlagen können diese anforderungsgerecht ohne Hilfe gewechselt werden; gelegentlich punktuelle Hilfe bei der Nachplatzierung (teilweise Übernahme); Entsorgung der Einlagen erfolgt durch die Pflegeperson (V/N)

➤ kann die Einlage nach Anreichen in die Hand (V/N) nach punktueller Aufforderung (Anleitung) anforderungsgerecht wechseln; Entsorgung der Einlagen erfolgt durch die Pflegeperson (V/N)

überwiegend unselbstständig (2 P.):
➤ leidet unter einer Harninkontinez, kann sich nach Vorbereitung der Utensilien (V/N) unter kleinschrittiger Anleitung teilweise an der Platzierung der Inkontinenzhose beteiligen; überwiegend jedoch durch die Pflegeperson (teilweise Übernahme)

unselbstständig (3 P.):
➤ leidet unter einer Harninkontinenz.; kann sich aufgrund xxx nicht am Wechsel der Inkontinenzsysteme beteiligen (vollständige Übernahme)

➤ Ist mit Urostoma versorgt; Entleerung des Urinbeutels erfolgt durch die Pflegeperson (vollständige Übernahme)

4.12 Folgen einer Stuhlinkontinenz bewältigen, Umgang mit Stoma
(Kabinettsentwurf: Bewältigen der Folgen einer Stuhlinkontinenz und Umgang mit Stoma)

beurteilt wird: der Umgang mit einer bestehenden Stuhlinkontinenz:
- sachgerechte Verwendung von Inkontinenzschutzsystemen, Analtampons, Stomabeutel, nach Bedarf wechseln und entsorgen
- nur zu bearbeiten, wenn eine Stuhlinkontinenz vorliegt, ansonsten ist das Feld mit „entfällt" anzukreuzen

Bewertung:

Einstufung	die Person ...

selbstständig (0 P.):
- ➤ kann Hilfsmittel selbstständig benutzen

überwiegend selbstständig (1 P.):
- ➤ kann die Aktivität überwiegend selbstständig durchführen, wenn Inkontinenzsysteme bereitgelegt oder entsorgt werden oder an den Wechsel erinnert wird

überwiegend unselbstständig (2 P.):
- ➤ kann sich am Wechsel der Inkontinenzsysteme beteiligen, z. B. Mithilfe beim Wechsel eines Stomabeutels. Bei Vorliegen einer Stuhlinkontinenz sind Ressourcen beim Wechsel des Inkontinenzmaterials eher selten

unselbstständig (3 P.):
- ➤ kann sich an der Aktivität nicht beteiligen

Formulierungsbeispiele:

Einstufung	der erste Schritt liegt bei Ihnen ...

selbstständig (0 P.):
- ➤ leidet unter gelegentlicher Stuhlinkontinenz in Form von Stuhlschmieren. Der Wechsel und die Entsorgung der Einlage erfolgen komplett selbstständig

überwiegend selbstständig (1 P.):
- ➤ leidet unter einer Stuhlinkontinenz. Nach Bereitlegen der Inkontinenzeinlagen können diese anforderungsgerecht ohne Hilfe gewechselt werden; je nach Tagesform punktuelle Anleitung und partielle Beaufsichtigung in Form einer Durchführungskontrolle, bei der Platzierung; Entsorgung erfolgt durch die Pflegeperson (V/N)
- ➤ kann die Einlage nach Anreichen in die Hand (V/N) nach punktueller Aufforderung (Anleitung) anforderungsgerecht wechseln. Entsorgung erfolgt durch die Pflegeperson (V/N)

überwiegend unselbstständig (2 P.):
- ➤ leidet unter einer Stuhlinkontinez, kann sich nach Vorbereitung der Utensilien (V/N) unter kleinschrittiger Anleitung teilweise an der Platzierung der Inkontinenzhose beteiligen; überwiegend jedoch durch die Pflegeperson (teilweise Übernahme)

unselbstständig (3 P.):
- ➤ leidet unter einer Stuhlinkontinenz. Kann sich aufgrund xxx nicht am Wechsel der Inkontinenzsysteme beteiligen (vollständige Übernahme)
- ➤ Ist mit Stoma versorgt; Wechsel des Stomabeutels erfolgt durch die Pflegeperson (vollständige Übernahme)

4.13 Veränderungen der Fähigkeiten zur Selbstversorgung innerhalb der vergangenen Wochen und Monate

Entwicklungstendenzen in Richtung einer Verbesserung oder Verschlechterung

Formulierungsbeispiele:

➤ in den letzten Wochen zunehmender Abbau der körperlichen Fähigkeiten aufgrund Schwäche und Fortschreiten der Grunderkrankung, dadurch Intensivierung des personellen Hilfebedarfs

➤ durch die umfassende aktivierende Pflege und den Einsatz von Hilfsmitteln (Teller mit erhöhtem Rand, Anti-Rutschfolie und Spezialbesteck) in den letzten 4 Wochen erhebliche Fähigkeitssteigerungen innerhalb der Nahrungsaufnahme; ist dabei nur noch punktuell auf personelle Hilfe angewiesen

➤ durch Apoplex links mit Hemiplegie rechts seit xxx, mit Neglect und Hemianoposie, erhebliche Einschränkungen in allen Bereichen der Selbstversorgung

7.3   Bewertung des Moduls

Das Modul der Selbstversorgung setzt sich aus 12 Items zusammen. Dabei sind durch die Vergabe der Punktewerte die Verrichtungen teilweise unterschiedlich gewichtet, d. h. das Essen und Trinken sowie das Benutzen einer Toilette oder eines Toilettenstuhls, bekommen durch eine höhere Punktzahl eine stärkere Gewichtung. Es können maximal 60 Punkte erreicht werden können.

1. Schritt:
Im 1. Schritt erfolgt die Summierung der Punkte der einzelnen Items, woraus das Gesamtergebnis des Punktewertes für das komplette Modul resultiert. Der maximale Wert, der einer völligen Unselbstständigkeit bei allen Aktivitäten der Selbstversorgung entspricht, beläuft sich demnach auf 60 Punkte.

2. Schritt:
Im 2. Schritt erfolgt die Transformation der 4-stufigen Skala auf die 5-stufige Skala der Beeinträchtigungen.

3. Schritt:
Im 3. Schritt erfolgt nun die Gewichtung des Punktewertes für den Pflegegrad, wobei das Modul 4 Selbstversorgung mit insgesamt 40 % in die Gesamtauswertung einfließt (siehe Kapitel 12).

Dies stellt sich wie folgt dar:

Schweregrad der Beeinträchtigung der Selbstständigkeit oder der Fähigkeiten	Punktwert im Modul Selbstversorgung	übertragen auf die 5-stufige Skala	gewichteter Punktwert für den Pflegegrad
keine	0 – 2	0	0
geringe	3 – 7	1	10
erhebliche	8 – 18	2	20
schwere	19 – 36	3	30
schwerste	37 – 60	4	40

Quelle: BGM, Kabinettsentwurf eines Zweiten Pflegestärkungsgesetzes

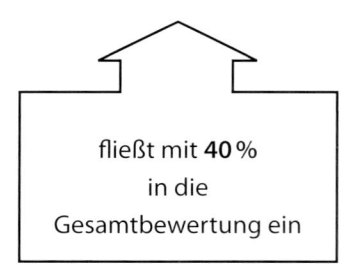

fließt mit **40 %** in die Gesamtbewertung ein

7.4 Mögliche Fehler, deren Konsequenzen und Vorbeugung

Nachfolgend aufgeführte Fehler können zu Missverständnissen in der Begutachtung und damit zu Fehleinschätzungen führen.

darauf sollten Sie achten …		
Mögliche Fehler …	**Mögliche Konsequenzen …**	**Vorbeugung …**
Vor- und nachbereitende Maßnahmen werden nicht angemessen dargelegt, z. B. die Vorbereitung der Utensilien bei der Körperpflege, das Reichen von Toilettenpapier und die Bedienung der Toilettenspülung usw.	Der Pflegebedürftige wird bei den entsprechenden Items als „selbstständig" eingestuft, obwohl er eigentlich „nur" über „überwiegende Selbständigkeit" verfügt, was sich letztendlich in der Gesamtpunktzahl und damit ggf. auch bei der Angemessenheit der Einstufung in den Pflegegrad niederschlagen wird.	☒ Schulung und engmaschige Begleitung der Mitarbeiter ☒ Aussagekräftige Pflegedokumentation ☒ Wirksames Controlling (siehe auch Kapitel 1.3 und 11.1)
Der Umfang der teilweisen Übernahme wird nicht vollständig, angemessen bzw. aussagekräftig dargelegt, z. B. die Intensität der Hilfeleistungen beim An- und Auskleiden.	Der Pflegebedürftige wird bei den entsprechenden Items als „überwiegend selbstständig" eingestuft, obwohl er eigentlich „überwiegend unselbständig" ist, was sich letztendlich in der Gesamtpunktzahl und damit ggf. auch bei der Angemessenheit der Einstufung in den Pflegegrad niederschlagen wird.	☒ Schulung und engmaschige Begleitung der Mitarbeiter ☒ Aussagekräftige Pflegedokumentation ☒ Wirksames Controlling (siehe auch Kapitel 1.3 und 11.1)
Der Umfang der Aufforderungen/Anleitung, sowie Beaufsichtigung wird nicht vollständig, angemessen bzw. aussagekräftig dargelegt, d. h. ob diese durchgängig oder nur punktuell/partiell erfolgt, z. B. beim Essen und Trinken.	Der Pflegebedürftige wird bei den entsprechenden Items als „überwiegend selbstständig" eingestuft, obwohl er eigentlich „überwiegend unselbständig" ist, was sich letztendlich in der Gesamtpunktzahl und damit ggf. auch bei der Angemessenheit der Einstufung in den Pflegegrad niederschlagen wird.	☒ Schulung und engmaschige Begleitung der Mitarbeiter ☒ Aussagekräftige Pflegedokumentation ☒ Wirksames Controlling (siehe auch Kapitel 1.3 und 11.1)
Der Pflegebedürftige befindet sich bei der Begutachtung in seiner besten Tagesform und kann sich wesentlich umfangreicher an den Aktivitäten beteiligen als „normal", zudem zeigt er ein ausgeprägtes Fassaden- verhalten; innerhalb der Pflegedokumentation finden sich diesbezüglich keine aussagekräftigen Aussagen.	In der Begutachtung entsteht der Eindruck, dass der Pflegebedürftige über wesentliche höhere Fähigkeiten verfügt, was nicht der Realität entspricht. Es besteht ein hohes Risiko von Missverständnissen, welches dazu führen kann, dass er z. B. als „überwiegend selbstständig" eingestuft wird, obwohl er eigentlich „überwiegend unselbständig" ist, was sich letztendlich in der Gesamtpunktzahl und damit ggf. auch bei der Angemessenheit der Einstufung in den Pflegegrad niederschlagen wird.	☒ Darlegung des bestehenden Fassadenverhaltens gemäß Kapitel 11.2 ☒ Darstellung der unterschiedlichen Tagesformen gemäß Kapitel 11.3 ☒ Schulung und engmaschige Begleitung der Mitarbeiter ☒ Aussagekräftige Pflegedokumentation ☒ Wirksames Controlling (siehe auch Kapitel 1.3 und 11.1)

8   Modul 5: Umgang mit krankheits- und therapiebedingten Anforderungen

8.1   Auszug aus dem Gutachten

Aus dem Begutachtungsmanual

In diesem Modul geht es vorrangig um eine Einschätzung, ob die Person spezifische krankheitsbedingte Anforderungen selbstständig bewältigen kann

– dazu gehört insbesondere die Durchführung ärztlich verordneter Maßnahmen, die gezielt auf eine bestehende Erkrankung ausgerichtet sind

– es wird beurteilt, ob die Aktivität durch die Person praktisch durchgeführt werden kann

– die Aktivität muss dauerhaft, d. h. mindestens 6 Monate erfolgen

– Auswirkungen motorischer und kognitiver Beeinträchtigungen werden gleichermaßen berücksichtigt

Im Gutachten stellt sich dies wie folgt dar:

5. Umgang mit krankheits-/therapiebedingten Anforderungen und Belastungen

		Ent-fällt	Selbst-ständig	Häufigkeit der Hilfe (Anzahl eintragen)			Nur vorüber-gehend (< 6 Mon.)
				Tgl.	Wö.	Mon.	
5.1	Medikation	☐	☐				☐
5.2	Injektionen (s. c./i. m.)	☐	☐				☐
5.3	Versorgung intravenöser Zugänge (Port)	☐	☐				☐
5.4	Absaugen oder Sauerstoffgabe	☐	☐				☐
5.5	Einreibungen, Kälte-/Wärmeanwendungen	☐	☐				☐
5.6	Messung und Deutung von Körperzuständen (z. B. BZ, RRetc.)	☐	☐				☐
5.7	Umgang mit körpernahen Hilfsmitteln (z. B. Prothesen, Kompressionsstrümpfe)	☐	☐				☐
5.8	Verbandwechsel/Wundversorgung	☐	☐				☐
5.9	Wundversorgung bei Stoma	☐	☐				☐

5.10 Regelmäßige Einmalkatheterisierung, Nutzung von Abführmethoden	☐	☐				☐
5.11 Therapiemaßnahmen in häuslicher Umgebung (z. B. Bewegungsübungen, Atemgymnastik)	☐	☐				☐
5.12 Zeitlich ausgedehnte technikintensive Maßnahmen in häuslicher Umgebung (wie Hämodialyse)	☐	☐				☐
5.13 Arztbesuche	☐	☐				☐
5.14 Besuch anderer medizinischer/therapeutischer Einrichtungen (bis zu 3 Std.)	☐	☐				☐
5.15 Zeitlich ausgedehnter Besuch medizinischer/ therapeutischer Einrichtungen (länger als 3 Std.)	☐	☐				☐
5. K Besuch einer Einrichtung zur Durchführung von Frühförderung (nur bei Kindern)	☐	☐				☐

5.16 Einhaltung einer Diät oder anderer Verhaltensvorschriften, und zwar:
....

☐ Entfällt/nicht erforderlich
☐ Selbstständig
☐ Überwiegend selbstständig (bei gelegentlicher Erinnerung/Anleitung)
☐ Überwiegend unselbstständig (benötigt meistens Anleitung)
☐ Unselbstständig (benötigt immer Anleitung)

5.17 Veränderungen im Bereich des Umgangs mit krankheits-/therapiebedingten Anforderungen und Belastungen innerhalb der letzten Wochen/Monate: (Mehrfachangaben möglich)
☐ Verbesserung der Bewältigung von Anforderungen/Belastungen
☐ Verschlechterung der Bewältigung von Anforderungen/Belastungen
☐ Zunahme der Anforderungen oder Belastungen
☐ Keine Veränderung
☐ Nicht zu beurteilen

5.18 Bestehen realistische Möglichkeiten der Verbesserung der Fähigkeit, krankheits- und therapiebedingte Anforderungen zu bewältigen? (Mehrfachangaben möglich)
☐ Nein
☐ Ja, durch Information oder Beratung zur Verbesserung des Wissens um die bestehenden Erkrankungen und damit zusammenhängende Anforderungen (z. B. Krankheitssymptome und adäquate Reaktionen auf eine veränderte Symptomatik)
☐ Ja, durch edukative Maßnahmen/Beratung zum Umgang mit therapiebedingten Anforderungen (z. B. Medikamenteneinnahme, Einhaltung einer Diät oder anderer Verhaltensvorschriften)
☐ Ja, durch Anleitung bzw. Vermittlung von Kenntnissen und Fertigkeiten im Umgang mit Hilfsmitteln und medizinischen Geräten

Quelle: *GKV Spitzenverband; Schriftenreihe Modellprogramm zur Weiterentwicklung der Pflegeversicherung Band 2 – „Das neue Begutachtungsinstrument zur Feststellung von Pflegebedürftigkeit"* **Hinweis:** *im Kabinetts-Entwurf zum PSG II unterscheiden sich die Bezeichnungen der Verrichtungen vereinzelt; d. h. mit Verabschiedung des Gesetzes und der sich derzeit in der Erarbeitung befindlichen Begutachtungsrichtlinien kann es noch zu Änderungen kommen*

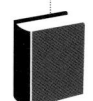

Dieses Modul ist hinsichtlich der Bewertung in vier Bereiche aufgegliedert.

Für jedes der Kriterien 5.1 bis 5.15 wird zunächst die Häufigkeit ermittelt, mit der die betreffenden Maßnahmen durchgeführt werden. Berücksichtigt werden nur Maßnahmen, die vom Betreffenden nicht selbstständig durchgeführt werden können.

8.2   Beschreibung des Moduls und Formulierungshilfen

Die einzelnen Merkmale der Module 5.1 – 5.7 und deren Bewertung

Bewertungsskala:

Die Zahl der Maßnahmen wird summiert (z. B. 3 x Medikamentengabe pro Tag und 1 x Blutzuckermessung pro Tag entspricht 4 Maßnahmen pro Tag oder 120 Maßnahmen monatlich). Die Häufigkeit wird dann umgerechnet in einen Durchschnittswert (z. B. pro Tag, pro Woche, pro Monat) und gemäß den im Folgenden aufgeführten Kategorien/Punkten zugeordnet:

Kriterien 5.1 bis 5.7

Bewertung	Häufigkeit
0 Punkte	➤ seltener als 1 x täglich
1 Punkt	➤ 1 bis 3 x täglich
2 Punkte	➤ 4 bis 8 x täglich
3 Punkte	➤ mehr als 8 x täglich

5.1 Medikation

Orale Medikation, Augen- oder Ohrentropfen, Zäpfchen und Medikamentenpflaster. Das Ausmaß der Hilfestellung kann von einmal wöchentlichem Stellen der Medikamente im Wochendispenser bis zu mehrfach täglicher Einzelgabe differieren.

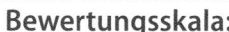

Formulierungsbeispiel:

➤ erhält 3 x täglich orale Medikamente aus dem Wochendispenser, sowie 2 x unmittelbar vor der Vergabe vorbereitete Tropfen; des Weiteren 3 x wöchentlich ein BTM-Pflaster; kann sich aufgrund xxx nicht am Richten und der gezielten, vollständigen Medikamenteneinnahme beteiligen; Medikamente müssen durch Pflegeperson eingegeben werden

5.2 Injektionen s.c./i.m.

Hier fallen vorrangig subkutane Injektionen Insulin/Heparin usw. an. Zu bewerten ist auch die Versorgung mit Medikamentenpumpen über einen subkutanen Zugang.

Formulierungsbeispiel:

> leidet unter Diabetes mellitus, insulinpflichtig; 2 x täglich Insulinverabreichung mittels PEN; aufgrund xxx keine Beteiligung möglich

5.3 Versorgung intravenöser Zugänge
(Kabinettsentwurf: Versorgung intravenöser Zugänge – Port)

Hauptsächlich Port-Versorgung, meist fachpflegerisch erforderlich. In Bezug auf den Umgang mit intravenösen Zugängen ist auch die Kontrolle zur Vermeidung von Komplikationen wie Verstopfung des Katheters zu berücksichtigen. Analog ist auch die Versorgung intrathekaler Zugänge hier zu erfassen.

Formulierungsbeispiel:

> ist aufgrund xxx durch Port versorgt; intravenöser Zugang wird xxx täglich versorgt; erhöhter Kontrollbedarf aufgrund der Neigung zur Katheterverstopfung; durch xxx keine Beteiligung möglich

5.4 Absaugen oder Sauerstoffgabe

Absaugen kann bei beatmeten und/oder tracheostomierten Patienten in sehr unterschiedlicher und wechselnder Häufigkeit notwendig sein. Es ist der durchschnittliche Bedarf anzugeben. Hier ist auch das An-/Ablegen der Sauerstoffbrillen oder analog auch von Atemmasken zur nächtlichen Druckbeatmung zu erfassen, einschließlich des Einstellens der Geräte.

Formulierungsbeispiel:

> leidet unter xxx; gemäß ärztlicher Verordnung 4 x tägliches Absaugen; aufgrund xxx keine Beteiligung möglich

5.5 Einreibungen, Kälte-/Wärmeanwendungen
(Kabinettsentwurf: Einreibungen oder Kälte- und Wärmeanwendungen)

Hier sind alle externen Anwendungen mit ärztlich verordneten Salben, Cremes, Emulsionen usw. abzubilden, außerdem Kälte- und Wärmeanwendungen, die z.B. bei rheumatischen Erkrankungen verordnet werden.

Formulierungsbeispiel:

> leidet unter xxx; gemäß ärztlicher Verordnung 2 x tägliche Salbenversorgung mit xxx; aufgrund xxx keine Beteiligung möglich

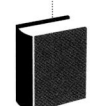

5.6 Messung und Deutung von Körperzuständen

Umfasst Messungen wie z.B. Blutdruck, Puls, Blutzucker, Temperatur, Körpergewicht, Flüssigkeitshaushalt, soweit diese auf ärztliche Anordnung erfolgen. Es geht nicht nur darum, die Messung durchzuführen, sondern auch darum, notwendige Schlüsse zu ziehen, etwa zur Festlegung der Insulindosis oder zur Notwendigkeit anderer Maßnahmen wie das Umstellen der Ernährung oder Aufsuchen eines Arztes. Dies gilt beispielsweise auch für Menschen mit erhöhtem Blutdruck, die zur Ergänzung der medikamentösen Therapie und einer Umstellung ihres Lebensstils regelmäßig Blutdruck und Puls kontrollieren.

Formulierungsbeispiel:

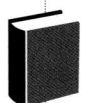

➤ leidet unter einer Hypertonie; gemäß ärztlicher Verordnung 1 x tägliche RR-Kontrolle; aufgrund Diabetes mellitus mit Neigung zu Blutzuckerschwankungen, zudem 3 x täglich BZ-Kontrolle ärztlich angeordnet; Insulingabe richtet sich nach der Höhe des Blutzuckers; aufgrund xxx keine Beteiligung möglich

5.7 Umgang mit körpernahen Hilfsmitteln (Kabinettsentwurf: Körpernahe Hilfsmittel)

Hierunter versteht man beispielsweise das An- und Ablegen von Prothesen, Orthesen, Brille, Hörgerät, orthopädischen Schuhen oder Kompressionsstrümpfen. Der Umgang mit Zahnprothesen bleibt außer Betracht, dieser ist in Modul 4 erfasst.

Formulierungsbeispiele:

➤ trägt aufgrund einer altersbedingten Seheinschränkung eine Brille; die Reinigung der Brillengläser erfolgt aufgrund situativer Überforderung 1 x täglich durch die Pflegeperson; kann sich die Brille nach Aufforderung auf- und absetzen. Seheinschränkungen mit Brille kompensiert (eigene Angaben)

➤ trägt eine Beinprothese; aufgrund der erheblichen Neigung zu Hautirritationen und Druckstellen im Hautbereich der Prothese, neben dem regulären täglichen An- und Ablegen, zusätzlich 2 x tägliches weiteres An- und Ablegen notwendig; aufgrund xxx keine Beteiligung möglich

Die einzelnen Merkmale der Module 5.8 – 5.11 und deren Bewertung

Bewertungsskala:

Die Zahl der Maßnahmen wird summiert. Die Häufigkeit wird dann umgerechnet in einen Durchschnittswert (z.B. pro Tag, pro Woche, pro Monat) und gemäß den im Folgenden aufgeführten Kategorien/Punkten zugeordnet:

Kriterien 5.8 bis 5.11

Bewertung	Häufigkeit
0 Punkte	➤ seltener als 1 x pro Woche
1 Punkt	➤ 1 x bis mehrmals wöchentlich
2 Punkte	➤ 1 bis 2 x täglich
3 Punkte	➤ mindestens 3 x täglich

5.8 Verbandswechsel/Wundversorgung

Beinhaltet die Versorgung sämtlicher Wunden, z. B. chronische Wunden wie Ulcus cruris oder Dekubitus.

Formulierungsbeispiel:

➤ leidet seit xxx unter einem Ulcus cruris; gemäß ärztlicher Verordnung in Abstimmung mit dem Wundberater; alle 2 Tage Wundversorgung und Verbandswechsel; aufgrund xxx keine Beteiligung möglich

5.9 Wundversorgung beim Stoma (Kabinettsentwurf: Versorgung mit Stoma)

Die Pflege künstlicher Öffnungen wie Tracheostoma, PEG, suprapubischer Blasenkatheter, Urostoma, Kolo- oder Ileostoma. Nach ärztlicher Verordnung werden die Stomata in unterschiedlichen Intervallen gereinigt, falls nötig mit einem Verband versorgt, beim Kolo- oder Ileostoma ist der Wechsel der Basisplatte, aber nicht der Beutelwechsel zu berücksichtigen.

Formulierungsbeispiel:

➤ ist mit einer PEG versorgt; nachdem an der Einstichstelle eine erhöhte Entzündungsneigung besteht; laut ärztlicher Anordnung Verbandswechsel und Behandlung mit xxx im Intervall von 3 Tagen; aufgrund xxx keine Beteiligung möglich

5.10 Regelmäßige Einmalkatheterisierung/Nutzung von Abführmethoden

Regelmäßige Einmalkatheterisierungen kommen insbesondere bei neurogenen Blasenentleerungsstörungen vor. Mit Abführmethoden sind Anwendungen von Klistier, Einlauf und digitale Ausräumung gemeint.

Formulierungsbeispiel:

➤ leidet als Nebenwirkung der BTM-Gabe unter chronischer Obstipation; laut ärztlicher Anordnung Klistiergabe im Intervall von 3 Tagen; aufgrund xxx keine Beteiligung möglich

5.11 Therapiemaßnahmen in häuslicher Umgebung

Bei vielen Erkrankungen werden aus einer Heilmitteltherapie heraus Anweisungen zu einem Eigenübungsprogramm gegeben, das dauerhaft und regelmäßig durchgeführt werden soll, z. B. krankengymnastische Übungen, Atemübungen oder logopädische Übungen. Des Weiteren sind Maßnahmen zur Sekretlimination zu nennen oder (v.a. bei Kindern mit zentralen Bewegungsstörungen) die Durchführung spezifischer Therapien nach Bobath oder Vojta oder die Durchführung ambulanter Peritonealdialyse (CAPD).

Formulierungsbeispiel:

➤ erlitt am xxx einen Apoplex links mit Hemiplegie rechts; bestehendes ausgeprägtes Neglect; erhält aufgrund der erheblichen Spastiken Dauer-KG; krankengymnastische Übungen (Bobath) werden nach Anleitung durch den Therapeuten, dauerhaft durch die Pflegepersonen fortgeführt, diese erfolgen 2 x täglich nach Durchführung der Körperpflege; kann sich aufgrund der Immobilität durch die Hemiplegie nicht aktiv an den Maßnahmen beteiligen

Die einzelnen Merkmale der Module 5.12 – 5.15 und deren Bewertung

Bewertungsskala:

Betrachtet wird ein Zeitraum von einem Monat. Eine Maßnahme innerhalb dieses Zeitraums wird mit einem Punkt gewertet. Findet eine Maßnahme regelmäßig wöchentlich statt, wird sie entsprechend mit 4,3 Punkten gewertet. Handelt es sich um besonders zeitaufwändige Besuche bei Ärzten oder Einrichtungen oder um zeit- und technik-intensive Maßnahmen in häuslicher Umgebung, werden sie doppelt gewertet (8,6 bzw. 2).

Kriterium – in Bezug auf	entfällt od. selbstständig	täglich	wöchentliche Häufigkeit multipliziert mit	monatliche Häufigkeit multipliziert mit
5.12 Zeit- und technikintensive Maßnahmen in der häuslichen Umgebung	0	60	8,6	2
5.13 Arztbesuche	0		4,3	1
5.14 Besuch anderer medizinischer oder therapeutischer Einrichtungen (bis zu 3 Stunden)	0		4,3	1
5.15 Zeitlich ausgedehnte Besuche anderer medizinischer oder therapeutischer Einrichtungen (länger als 3 Stunden)	0		8,6	2

Quelle: Kabinetts-Entwurf zum PSG II

Zuordnung an den Beispielen regelmäßige Arztbesuche und zeitlich ausgedehnte Besuche medizinischer/therapeutischer Einrichtungen auf Dauer/mindestens 6 Monate:

Arztbesuche

4,3	➤ wöchentlicher Arztbesuch
1	➤ monatlicher Arztbesuch

Zeitlich ausgedehnte Besuche medizinischer/therapeutischer Einrichtungen (über 3 Stunden)

8,6	➤ wöchentliche zeitaufwendige Besuche
2	➤ monatliche zeitaufwendige Besuche

Die Werte der Kriterien 5.12 bis 5.15 werden dann addiert und wie folgt in die Punktebewertung überführt:

Einzelpunkte	Summe
0 Punkte	➤ 0 bis unter 4,3
1 Punkt	➤ 4,3 bis unter 8,6
2 Punkte	➤ 8,6 bis unter 12,9
3 Punkte	➤ 12,9 bis unter 60
6 Punkte	➤ 60

5.12 Zeitlich ausgedehnte technikintensive Maßnahmen in häuslicher Umgebung
(Kabinettsentwurf: Zeit- und technikintensive Maßnahmen in häuslicher Umgebung)

Gemeint sind spezielle Therapiemaßnahmen wie Hämodialyse oder Beatmung, die im häuslichen Umfeld durchgeführt werden können, wenn ständige Überwachung während der Maßnahme durch geschulte Pflegepersonen gewährleistet ist (Sitzwache).

Formulierungsbeispiel:

> leidet unter xxx und muss intensivpflegerisch versorgt werden; wird beatmet und aufgrund enormer Schleimbildung gemäß ärztlicher Anordnung nach Bedarf abgesaugt (durchschnittlich 10 – 12 x täglich); kann aufgrund erheblicher Erstickungsgefahr nicht unbeaufsichtigt bleiben; daher Sitzwachen durch Fachkräfte

5.13 Arztbesuche

Besuche beim niedergelassenen Hausarzt oder beim Facharzt zu diagnostischen oder therapeutischen Zwecken. Wenn Unterstützung auf dem Weg und/oder bei Arztbesuchen erforderlich ist, ist diese in durchschnittlicher Häufigkeit zu erfassen.

Formulierungsbeispiel:

> leidet unter xxx; sucht 1 x wöchentlich die Facharztpraxis Dr. xxx zur Gabe eines i.m. Depot-Psychopharmakas als Dauermedikation auf; kann den Weg zur Praxis aufgrund der zeitweisen Desorientiertheit und körperlichen Beeinträchtigungen durch xxx nur in Begleitung bewältigen

5.14 Besuch anderer medizinischer/therapeutischer Einrichtungen (Kabinettsentwurf: Besuch anderer medizinischer oder therapeutischer Einrichtungen – bis zu drei Stunden)

Hier ist das Aufsuchen anderer Therapeuten (Krankengymnasten, Ergotherapeuten, Logopäden, Psychotherapeuten usw.), von Krankenhäusern (ambulante Behandlung oder Diagnostik) oder anderen Einrichtungen des Gesundheitswesens zu berücksichtigen. Sollte der Zeitaufwand bei der Nutzung dieser Einrichtungen (einschließlich Fahrtzeiten) höher als drei Stunden liegen, so ist dies unter 5.15 zu berücksichtigen.

Formulierungsbeispiel:

> leidet unter xxx; erhält seit xxx Dauer-KG; sucht 1 x wöchentlich die physiotherapeutische Praxis xxx auf; Fahrt erfolgt durch ein Taxiunternehmen; Einstiegs- und Ausstiegshilfen sowie Transport in die Praxis erfolgt mithilfe des Taxifahrers; die Praxis liegt 10 Minuten von der Wohnung entfernt; so dass der Zeitaufwand je Therapiemaßnahme unter 3 Stunden liegt

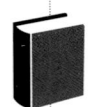

5.15 Zeitlich ausgedehnte Besuche medizinischer/therapeutischer Einrichtungen
(Kabinettsentwurf: Zeitlich ausgedehnte Besuche anderer medizinischer oder therapeutischer Einrichtungen – länger als drei Stunden)

Bei manchen Erkrankungen kann es notwendig sein, spezialisierte Einrichtungen aufzusuchen, wodurch erhebliche Fahrtzeiten anfallen können. Auch kann es erforderlich sein, sich zeitaufwendiger diagnostischer oder therapeutischer Maßnahmen zu unterziehen (z. B. onkologische Behandlungen oder Dialyse). Sollte der Zeitaufwand bei der Nutzung dieser Einrichtungen (einschließlich Fahrtzeiten) unter drei Stunden liegen, so ist dies unter Punkt 5.14 zu berücksichtigen.

Formulierungsbeispiel:

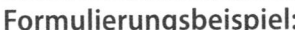

leidet unter erheblichen Nierenfunktionseinschränkungen und ist dialysepflichtig; sucht 3 x wöchentlich das Dialysezentrum in xxx auf; einfache Fahrtzeit ca. 55 Minuten; wird mit Krankentransport abgeholt; Hilfeleistungen in Form von Einstiegs-/Ausstiegshilfen und Überwindung der Wegstrecke vom Auto in das Dialysezentrum und zurück erfolgen durch die Sanitäter; es entsteht ein Zeitaufwand je Maßnahme weit über 3 Stunden

Merkmale des Moduls 5.16 und dessen Bewertung

5.16 Einhaltung einer Diät oder anderer Verhaltensvorschriften
(Kabinettsentwurf: Einhaltung einer Diät und anderer krankheits- oder therapiebedingter Verhaltensvorschriften)

Bei manchen Erkrankungen werden bestimmte Diäten verordnet oder andere Verhaltensvorschriften vom Arzt oder Therapeuten vorgegeben. Diese Vorschriften sind im Einzelnen zu benennen. Im Weiteren ist der Grad der Selbstständigkeit bei der Umsetzung zu beurteilen

Bewertung:

Einstufung	Häufigkeit der Hilfeleistung
selbstständig (0 P.):	➤ Diät bzw. Verhaltensvorschriften werden selbstständig eingehalten
überwiegend selbstständig (1 P.):	➤ benötigt gelegentliche Erinnerung/Anleitung
überwiegend unselbstständig (2 P.):	➤ benötigt meist Anleitung
unselbstständig (3 P.):	➤ benötigt immer Anleitung

Formulierungsbeispiele:

Einstufung	der erste Schritt liegt bei Ihnen…
selbstständig (0 P.):	➤ aufgrund xxx, Diät erforderlich; hält seine Diät durchgängig anforderungsgerecht, ohne personelle Hilfe, ein
überwiegend selbstständig (1 P.):	➤ aufgrund xxx Diät erforderlich; muss je nach Tagesform gelegentlich daran erinnert werden, welche Speisen zu vermeiden sind
überwiegend unselbstständig (2 P.):	➤ aufgrund xxx Diät erforderlich; ist damit häufig situativ überfordert, so dass, orientiert an der jeweiligen Tagesform, meistens umfassender Anleitungsbedarf und punktuelle Beaufsichtigung in Form einer Durchführungskontrolle bestehen
unselbstständig (3 P.):	➤ aufgrund xxx Diät erforderlich; ist nicht in der Lage sich eigenständig an die Verhaltensvorschriften bei der Mahlzeitenaufnahme zu halten; daher durchgängiger Anleitungs- und Beaufsichtigungsbedarf in Form einer Durchführungskontrolle notwendig

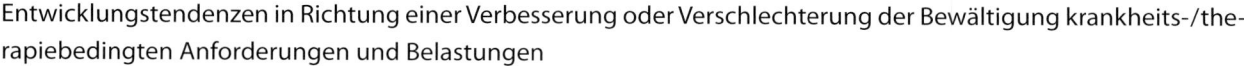

5.17 Veränderungen im Bereich des Umgangs mit krankheits-/therapiebedingten Anforderungen und Belastungen innerhalb der vergangenen drei Monate

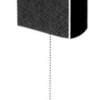

Entwicklungstendenzen in Richtung einer Verbesserung oder Verschlechterung der Bewältigung krankheits-/therapiebedingten Anforderungen und Belastungen

Formulierungsbeispiele:

➤ in den letzten Wochen zunehmender Abbau der körperlichen und kognitiven Fähigkeiten aufgrund Schwäche und Fortschreiten der Grunderkrankung, dadurch erhebliche Verschlechterung der Bewältigung von krankeits-/therapiebedingten Anforderungen; seit xxx zudem Zunahme der Anforderungen/Belastungen in Form eines 4 x täglichen Absaugens gemäß ärztlicher Verordnung aufgrund erheblicher Schleimbildung

➤ seit xxx teilweise Verbesserung der Bewältigung von Anforderungen/Belastungen insbesondere im Bereich der Einhaltung der Diät; durch umfassende Beratungs- und Erklärungsgespräche, nur noch gelegentliche Erinnerungen notwendig

8.3 Bewertung des Moduls

Das Modul 5 Umgang mit krankheits-/therapiebedingten Anforderungen und Belastungen setzt sich aus 16 Items zusammen, die in 4 Bereiche:

➤ 5.1 – 5.7

➤ 5.8 – 5.11

➤ 5.12 – 5.15

➤ 5.16

aufgeteilt sind. Zu den vier Bereichen sind unterschiedliche Bewertungssysteme hinterlegt – siehe Abschnitt 8.2.

1. Schritt:

Im 1. Schritt erfolgt eine Gesamtsummierung der Punkte aus den vier Bewertungsbereichen, woraus das Gesamtergebnis des Punktewertes für das komplette Modul resultiert. Der maximale Wert, der den höchsten Schweregrad der Beeinträchtigung im Umgang mit krankheits-/therapiebedingten Anforderungen und Belastungen entspricht, beläuft sich demnach auf 15 Punkte.

2. Schritt:

Im 2. Schritt erfolgt die Transformation der 4-stufigen Skala auf die 5-stufige Skala der Beeinträchtigungen.

3. Schritt:

Im 3. Schritt erfolgt nun die Gewichtung des Punktewertes für den Pflegegrad, wobei das Modul mit insgesamt 20 % in die Gesamtauswertung einfließt (siehe Kapitel 12).

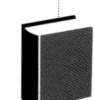

Dies stellt sich wie folgt dar:

Schweregrad der Beeinträchtigung der Selbstständigkeit oder der Fähigkeiten	Punktwert im Modul Umgang mit krankheits-/therapiebedingten Anforderungen und Belastungen	übertragen auf die 5-stufige Skala	gewichteter Punktwert für den Pflegegrad
keine	0	0	0
geringe	1	1	5
erhebliche	2 – 3	2	10
schwere	4 – 5	3	15
schwerste	6 – 15	4	20

Quelle: BGM, Kabinettsentwurf eines Zweiten Pflegestärkungsgesetzes

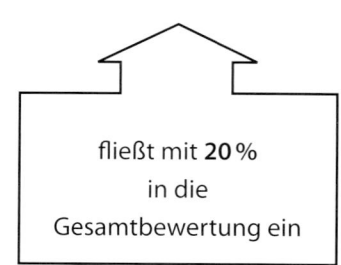

fließt mit **20 %** in die Gesamtbewertung ein

8.4 Mögliche Fehler, deren Konsequenzen und Vorbeugung

Nachfolgend aufgeführte Fehler können zu Missverständnissen in der Begutachtung und damit zu Fehleinschätzungen führen.

darauf sollten Sie achten …		
Mögliche Fehler …	**Mögliche Konsequenzen …**	**Vorbeugung …**
Die Häufigkeit des Auftretens der medizinsch/therapeutischen Maßnahmen und inwieweit sich der Pflegebedürftige an der Umsetzung der Maßnahmen beteiligen kann, werden nicht vollständig, angemessen bzw. aussagekräftig dargelegt.	Das Auftreten wird bei den entsprechenden Items in geringerer Häufigkeit zuerkannt, als es in der Realität erfolgt, was sich letztendlich in der Gesamtpunktzahl und damit ggf. auch bei der Angemessenheit der Einstufung in den Pflegegrad niederschlagen wird.	☒ Aussagekräftige und vollständige Darlegung der Häufigkeit (siehe nachfolgendes Darstellungsbeispiel) inklusive erklärenden Ausführungen ☒ Schulung und engmaschige Begleitung der Mitarbeiter ☒ Aussagekräftige Pflegedokumentation ☒ Wirksames Controlling (siehe auch Kapitel 1.3 und 11.1)

Darstellungsbeispiel in der Pflegedokumentation

Informationssammlung

Innerhalb der Informationssammlung sollte sich der Ist-Zustand des Pflegebedürftigen hinsichtlich seines Umgangs mit krankheits-/therapiebedingten Anforderungen und Belastungen zu allen relevanten Items aussagekräftig abbilden (siehe Formulierungshilfen zu den einzelnen Items unter 8.2). Dabei ist es ausreichend, wenn nur ausschließlich die zutreffenden Bereiche aufgenommen werden.

Darstellung der Häufigkeiten

Die Häufigkeit der behandlungspflegerischen Maßnahmen können in der Regel unabhängig vom angewandten Modell (z. B. AEDL's oder SIS) eindeutig den Leistungsnachweisen der Behandlungspflege entnommen werden:

➤ 5.1 Medikation

➤ 5.2 Injektionen (subcutan oder intramusklär)

➤ 5.3 Versorgung intravenöser Zugänge (Port)

➤ 5.4 Absaugen und Sauerstoffgabe

➤ 5.5 Einreibungen oder Kälte- und Wärmeanwendungen

➤ 5.8 Verbandswechsel und Wundversorgung

➤ 5.9 Versorgung mit Stoma

➤ 5.10 Regelmäßige Einmalkatheterisierung und Nutzung von Abführmethoden

➤ 5.12 Zeit- und technikintensive Maßnahmen in häuslicher Umgebung

Die **Häufigkeiten** des Items 5.6 **Messung und Deutung von Körperzuständen** (z. B. Blutdruck, Puls, Blutzucker, Temperatur, Körpergewicht) lassen sich u. a. aus dem Vitalzeichenblatt ableiten und bei Auffälligkeiten die Rückschlüsse und die bedarfsorientierte Maßnahmeneinleitung aus dem Pflegebericht analog des Datums der Erfassung des „auffälligen" Vitalzeichens nachvollziehen.

Problematisch kann sich das Belegen der Häufigkeit bei folgenden Items gestalten:

➤ 5.7 Körpernahe Hilfsmittel

➤ 5.11 Therapiemaßnahmen in häuslicher Umgebung

➤ 5.13 Arztbesuche

➤ 5.14 Besuch anderer medizinischer oder therapeutischer Einrichtungen (bis drei Stunden)

➤ 5.15 Zeitlich ausgedehnte Besuche anderer medizinischer oder therapeutischer Einrichtungen (länger als drei Stunden)

➤ 5.16 Einhaltung einer Diät und anderer krankheits- oder therapiebedingten Vorschriften

Sie sollten „endlose Berichtseinträge" zur Darlegung der Häufigkeiten vermeiden. Diese verlieren sich im „Gesamtgeschehen", so dass Sie dann im Ergebnis häufig doch keine eindeutigen und vollständigen Häufigkeiten nachweisen können.

Mit einer Kombination aus Informationssammlung, Pflegebericht und Leistungsnachweis bzw. einer separaten Nachweisführung über einen definierten Zeitraum sparen Sie sehr viel Zeit und können die Häufigkeiten eindeutig nachweisen!

Es gibt unterschiedliche Möglichkeiten, die Häufigkeiten aussagekräftig zu belegen, was unter anderem auch von der Art Ihres Dokumentationssystems bzw. Modells, d. h. beispielsweise AEDL's oder SIS, abhängt:

Variante 1: Sie integrieren die Darlegung der Häufigkeiten dauerhaft in den Leistungsnachweis der betreffenden Pflegebedürftigen.

Variante 2: Wenn Sie über ein EDV-Pflegedokumentationssystem verfügen, haben Sie in der Regel die Möglichkeit verschiedene Berichtskategorien bzw. Berichtsthemenkataloge einzurichten. Sie integrieren in den Themenkatalog entweder übergeordnet die Häufigkeiten oder aber zu jedem zutreffenden Einzelitem; vor der Begutachtung können Sie dann nach Filterung die Häufigkeiten auszählen, darlegen und konkret nachweisen.

Variante 3: Sie führen über einen definierten Zeitraum, z. B. ein bis drei Monate, eine Erfassung der Häufigkeiten der relevante Items, hier insbesondere der problematisch belegbaren Häufigkeiten, und werten zum Nachweis am Ende des/jeden Monats die durchschnittliche Häufigkeit aus. Dem sollte allerdings eine aussagekräftige Informationssammlung vorausgehen. Dies kann sich wie folgt darstellen:

Bei Auftreten ein Handzeichen am jeweiligen Tag setzen!

usw. über 1 – 3 Monate

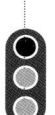

	1.	2.	3.	4.	5.	6.	7.
5.7 Körpernahe Hilfsmittel							
5.11 Therapiemaßnahmen in häuslicher Umgebung							
5.13 Arztbesuche							
5.14 Besuch anderer medizinischer oder therapeutischer Einrichtungen (bis drei Stunden)							
5.15 Zeitlich ausgedehnte Besuche anderer medizinischer oder therapeutischer Einrichtungen (länger als drei Stunden)							
5.16 Einhaltung einer Diät und anderer krankheits- oder therapiebedingten Vorschriften							

Hinweis: Bei mehrmals täglicher Häufigkeit, mehrere Handzeichen-Spalten zum Einzelitem integrieren.

Am Monatsende Einzelitem summieren und Häufigkeit damit belegen!

Ergebnis zum Einzelitem: ☐ x täglich ☐ x wöchentlich ☐ x monatlich

Gesamtauswertung Modul 5:

Bitte beachten Sie, dass nur ausschließlich krankheits-/therapiebedingte Anforderungen und Belastungen berücksichtigungsfähig sind, zu denen **dauerhaft bzw. mindestens 6 Monate** Aktivitäten erfolgen.

Bedenken Sie auch, dass die Zeit der Begutachtung vor Ort beschränkt ist und kaum Zeitressourcen für ein „aufwendiges Zusammensuchen und Auswerten" von Aktivitäten im fortlaufenden Pflegebericht, bestehen.

Daher ist zur **Vorbereitung auf die Begutachtung** dringend zu empfehlen, dass Sie bereits vorab zeitnah eine Gesamtauswertung des Moduls 5 unter Berücksichtigung der vier unterschiedlichen Bewertungsebenen (gemäß Ausführungen Abschnitt 8.2) vornehmen.

Dies kann sich wie folgt darstellen:

Gesamtauswertung Beeinträchtigungen Modul 5 – Umgang mit krankheits- und therapiebedingten Anforderungen und Belastungen:

Name: _____   Gesamtauswertung über den Zeitraum: _____

Bereich 1: Gesamthäufigkeit entsprechend Nachweis xxx

    (z. B. Leistungsnachweis Behandlungspflege, Vitalzeichenblatt bezüglich Item 5.6)

Kriterien 5.1 bis 5.7	
Häufigkeit	**zutreffende Bewertung**
seltener als 1 x täglich	☐ 0 Punkte
1 bis 3 x täglich	☐ 1 Punkt
4 bis 8 x täglich	☐ 2 Punkte
mehr als 8 x täglich	☐ 3 Punkte

Bereich 2: Gesamthäufigkeit entsprechend Nachweis xxx

    (z. B. Leistungsnachweis Behandlungspflege, Einzelaufstellung bezüglich Item 5.11)

Kriterien 5.8 bis 5.11	
Häufigkeit	**zutreffende Bewertung**
seltener als 1 x wöchentlich	☐ 0 Punkte
1 x bis mehrmals wöchentlich	☐ 1 Punkt
1 bis 2 x täglich	☐ 2 Punkte
mindestens 3 x täglich	☐ 3 Punkte

Bereich 3: Gesamthäufigkeit entsprechend Nachweis xxx

    (z. B. Leistungsnachweis Behandlungspflege bei 5.12; Einzelaufstellung restliche Items)

Kriterium – in Bezug auf	entfällt od. selbstständig	täglich	wöchentliche Häufigkeit multipliziert mit	monatliche Häufigkeit multipliziert mit
5.12 Zeit- und technikintensive Maßnahmen in der häuslichen Umgebung	0	60	8,6	2
5.13 Arztbesuche	0		4,3	1
5.14 Besuch anderer medizinischer oder therapeutischer Einrichtungen (bis zu 3 Stunden)	0		4,3	1
5.15 Zeitlich ausgedehnte Besuche anderer medizinischer oder therapeutischer Einrichtungen (länger als 3 Stunden)	0		8,6	2

Kriterien 5.12 bis 5.15	
Häufigkeit	**zutreffende Bewertung**
0 bis unter 4,3	☐ 0 Punkte
4,3 bis unter 8,6	☐ 1 Punkt
8,6 bis unter 12,9	☐ 2 Punkte
12,9 bis unter 60	☐ 3 Punkte
60	☐ 6 Punkte

Bereich 4: Gesamthäufigkeit entsprechend Nachweis xxx (z. B. Einzelaufstellungen)

Kriterien 5.16	
Häufigkeit/Hilfe	**zutreffende Bewertung**
selbstständig	☐ 0 Punkte
überwiegend selbstständig	☐ 1 Punkt
überwiegend unselbstständig	☐ 2 Punkte
unselbständig	☐ 3 Punkte

Gesamtauswertung Modul 5:

Kriterien 5.16	
Häufigkeit/Hilfe	**zutreffende Bewertung**
Bereich 1	_____ Punkte
Bereich 2	_____ Punkt
Bereich 3	_____ Punkte
Bereich 4	_____ Punkte
Gesamt: _____ Punkte	

Gesamtergebnis	
Punktewert	**Schweregrad der Beeinträchtigung der Selbstständigkeit oder Fähigkeiten**
0	☐ keine Beeinträchtigungen
1	☐ geringe Beeinträchtigungen
2 – 3	☐ erhebliche Beeinträchtigungen
4 – 5	☐ schwere Beeinträchtigungen
6 – 15	☐ schwerste Beeinträchtigungen

Name Ersteller: _____ Datum: _____ Unterschrift: _____

9   Modul 6: Gestaltung des Alltagslebens und soziale Kontakte

9.1   Auszug aus dem Gutachten

Aus dem Begutachtungsmanual

Zur Gestaltung des Alltagslebens gehören die psychisch-kognitiven Fähigkeiten, nach individuellen Gewohnheiten den Tagesablauf bewusst zu gestalten, nach individuellen Gewohnheiten einen Tag-Nacht-Rhythmus einzuhalten, die tägliche Routine und andere Aktivitäten zur Beschäftigung zu planen, aber auch über den Tag hinaus in die Zukunft zu planen. Ergänzend dazu wird in diesem Modul die Gestaltung sozialer Kontakte berücksichtigt. Dies umfasst den direkten Kontakt im Gespräch mit Angehörigen, Pflegepersonen oder Besuchern und die Kontaktpflege außerhalb des direkten Umfelds. Dies beinhaltet auch die Organisation von Besuchen oder Telefon-, Brief- oder Mail-Kontakte mit Freunden und Bekannten

– die Einschätzung richtet sich auf überwiegend psychisch-kognitive Fähigkeiten,

– es werden aber auch körperliche Beeinträchtigungen berücksichtigt, die die Selbstständigkeit bei der Umsetzung der geplanten Aktivitäten einschränken und damit personelle Hilfe erforderlich machen (z. B. Wählen einer Telefonnummer oder Bereitlegen von Materialien).

Im Gutachten stellt sich dies wie folgt dar:

6. Gestaltung des Alltagslebens und soziale Kontakte

0 = selbstständig
1 = überwiegend selbstständig
2 = überwiegend unselbstständig
3 = unselbstständig

		$\square_0$	$\square_1$	$\square_2$	$\square_3$
6.1	Tagesablauf gestalten und an Veränderungen anpassen	$\square_0$	$\square_1$	$\square_2$	$\square_3$
6.2	Ruhen und Schlafen	$\square_0$	$\square_1$	$\square_2$	$\square_3$
6.3	Sich beschäftigen	$\square_0$	$\square_1$	$\square_2$	$\square_3$
6.4	In die Zukunft gerichtete Planungen vornehmen	$\square_0$	$\square_1$	$\square_2$	$\square_3$
6.5	Interaktion mit Personen im direkten Kontakt	$\square_0$	$\square_1$	$\square_2$	$\square_3$
6.6	Kontaktpflege zu Personen außerhalb des direkten Umfelds	$\square_0$	$\square_1$	$\square_2$	$\square_3$

Quelle: *GKV Spitzenverband; Schriftenreihe Modellprogramm zur Weiterentwicklung der Pflegeversicherung Band 2 – „Das neue Begutachtungsinstrument zur Feststellung von Pflegebedürftigkeit"* **Hinweis:** *im Kabinetts-Entwurf zum PSG II unterscheiden sich die Bezeichnungen der Verrichtungen vereinzelt; d. h. mit Verabschiedung des Gesetzes und der sich derzeit in der Erarbeitung befindlichen Begutachtungsrichtlinien kann es noch zu Änderungen kommen.*

9.2 Beschreibung des Moduls und Formulierungshilfen

Die einzelnen Merkmale des Moduls und deren Bewertung

6.1 Den Tagesablauf gestalten und an äußere Veränderungen anpassen
(Kabinettsentwurf: Gestaltung des Tagesablaufs und Anpassung an Veränderungen)

beurteilt werden:	Dies erfordert planerische Fähigkeiten zur Umsetzung von Alltagsroutinen: – nach individuellen Gewohnheiten und Vorlieben den Tagesablauf einleiten und bewusst gestalten – die tägliche Routine und andere Aktivitäten planen und ggf. an äußere Veränderungen anpassen – zu beurteilen ist, ob die Person von sich aus festlegen kann, ob und welche Aktivitäten sie im Laufe des Tages durchführen möchte, z. B. wann sie baden, essen oder zu Bett gehen oder ob und wann sie Fernsehen oder spazieren gehen möchte – dies setzt voraus, dass die zeitliche Orientierung zumindest teilweise erhalten ist – dies kann u. a. dadurch beurteilt werden, indem man sich z. B. den bisherigen oder künftigen Tagesablauf schildern lässt

Bewertung:

Einstufung	die Person …
selbstständig (0 P.):	➤ kann die beschriebene Aktivität ohne personelle Hilfe durchführen
überwiegend selbstständig (1 P.):	➤ kann sich bei vorgegebener Tagesstruktur an Zeiten halten, es reichen Erinnerungshilfen an einzelne vereinbarte Termine oder Orientierungshilfen, z. B. durch Anstellen von Radio oder Fernsehapparat zu regelmäßigen Sendungen, z. B. Tagesschau. Die Routineabläufe können weitgehend selbstständig gestaltet werden, bei ungewohnten Veränderungen ist Unterstützung notwendig
überwiegend unselbstständig (2 P.):	➤ benötigt Hilfe beim Planen des Tagesablaufs. Sie ist aber in der Lage, Zustimmung oder Ablehnung zu Strukturierungsangeboten zu signalisieren. Sie kann eigene Planungen häufig nicht einhalten, da diese wieder vergessen werden. Deshalb ist über den ganzen Tag hinweg eine Erinnerung bzw. Aufforderung erforderlich
unselbstständig (3 P.):	➤ Mitwirkung an der Tagesstrukturierung oder Orientierung an vorgegebenen Strukturen ist nicht möglich

Formulierungsbeispiele:

Einstufung	der erste Schritt liegt bei Ihnen …
selbstständig (0 P.):	➤ kann seinen Tagesablauf sowie tägliche Routinen und andere Aktivitäten nach seinen individuellen Gewohnheiten und Vorlieben selbstständig planen und bewusst gestalten. Kann sich äußeren Veränderungen problemlos anpassen
überwiegend selbstständig (1 P.):	➤ kann sich bei vorgegebener Tagesstruktur unter punktueller Aufforderung im Sinne von Erinnerungshilfen (Anleitung) an Zeiten und tägliche Routineabläufe halten, bei Veränderungen zeitweise situativ überfordert, dann vermehrter Anleitungsbedarf; orientiert sich im Tagesablauf auch an den Nachrichten im Radio, dieses muss durch die Pflegeperson eingeschaltet werden (V/N)

überwiegend unselbstständig (2 P.):	➢ kann seinen Tagesablauf und tägliche Routineabläufe aufgrund der bestehenden Demenz nicht konkret planen. Eigene verbalisierte einfache Pläne werden unmittelbar nach Äußerung wieder vergessen. Signalisiert jedoch verbal und nonverbal eindeutige Zustimmung oder Ablehnung bei Strukturierungsangeboten durch die Pflegeperson; es besteht umfassender Aufforderungsbedarf im Sinne von Erinnerungshilfen und Motivation (Anleitung) sowie Beaufsichtigung in Form von Durchführungs- und Erledigungskontrollen
unselbstständig (3 P.):	➢ kann sich aufgrund der bereits fortgeschrittenen Demenz mit Desorientiertheit in allen Bereichen nicht an der Tagesstrukturierung und täglichen Routinen beteiligen. Auch auf Strukturierungsangebote und wiederholte Nachfragen keine deutbaren Reaktionen in Bezug auf Zustimmung oder Ablehnung. Umfassende personelle Hilfe in Form kleinschrittiger Anleitung und Beaufsichtigung im Sinne von Durchführungs- und Erledigungskontrollen erforderlich.

6.2 Ruhen und Schlafen

beurteilt werden:	– nach individuellen Gewohnheiten einen Tag-Nacht-Rhythmus einhalten – für ausreichende Ruhe- und Schlafphasen sorgen – die Notwendigkeit von Ruhephasen erkennen, sich ausruhen – mit Phasen der Schlaflosigkeit umgehen

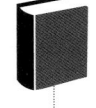

Bewertung:

Einstufung	**die Person …**
selbstständig (0 P.):	➢ kann die beschriebene Aktivität ohne personelle Hilfe durchführen
überwiegend selbstständig (1 P.):	➢ benötigt ggf. zeitliche Orientierungshilfen beim Wecken oder Aufforderung, schlafen zu gehen, einzelnen Hilfe wie z. B. Abdunkeln des Schlafraums oder Hilfe beim Aufstehen und Zu-Bett-Gehen. Die Nachtruhe ist meist ungestört, nur gelegentlich entsteht nachts ein Hilfebedarf
überwiegend unselbstständig (2 P.):	➢ es treten regelmäßig Einschlafprobleme und/oder nächtliche Unruhe auf, die die Person größtenteils nicht allein bewältigen kann. Deshalb sind regelmäßige Einschlafrituale und beruhigende Ansprache des Nachts erforderlich
unselbstständig (3 P.):	➢ verfügt über keinen oder einen verkehrten Schlaf-Wach-Rhythmus. Dies gilt u.a. für mobile gerontopsychiatrisch erkrankte Personen und auch für Menschen, die keinerlei Aktivitäten ausüben, z. B. im Wachkoma

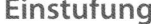

Formulierungsbeispiele:

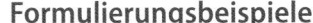

Einstufung	**der erste Schritt liegt bei Ihnen …**
selbstständig (0 P.):	➢ kann seinen Tag-Nacht-Rhythmus nach individuellen Gewohnheiten selbstständig einhalten und sich bei erkanntem notwendigen Ruhebedürfnis ausruhen
überwiegend selbstständig (1 P.):	➢ kann seinen Tag-Nacht-Rhythmus überwiegend nach individuellen Gewohnheiten einhalten, die Nachtruhe ist ungestört; unterschätzt zeitweise seine Kräfte und benötigt insbesondere zum Schlafengehen und zur Einhaltung notwendiger Ruhephasen tagsüber punktuelle Aufforderungen in Form von Erinnerungen (Anleitung)

überwiegend unselbstständig (2 P.):	➤ leidet unter einem teilweise gestörten Tag-Nacht-Rhythmus, umfassender Aufforderungsbedarf im Sinne einer Orientierungshilfe (Anleitung) zum zeitgerechten Aufstehen und Zu-Bett-gehen; zeigt zeitweise nächtliche Unruhe, dann umfassende beruhigende Ansprache (Anleitung) notwendig sowie vermehrte nächtliche Kontrollgänge (Beaufsichtigung)
unselbstständig (3 P.):	➤ aufgrund der bereits fortgeschrittenen Demenz mit kompletter Desorientiertheit (siehe Modul 2) ist kein Tag-Nacht-Rhythmus mehr vorhanden; Ruhephasen können nicht mehr adäquat eingehalten werden, umfassender Anleitungs- (Beruhigungs-, Überzeugungs- und Motivationsgespräche) und Beaufsichtigungsbedarf in Form von Durchführungs- und Erledigungskontrollen notwendig, um ein zeitgerechtes Aufstehen und Zu-Bett-gehen sowie adäquate Schlaf- und Ruhephasen zu gewährleisten. Verlässt nachts oftmals unkontrolliert das Bett und irrt auf dem Wohnbereich herum (siehe Modul 3), dann erheblicher Beruhigungs- und gleichzeitig Motivationsbedarf, wieder das Bett aufzusuchen; kommt durch Einschlafrituale wie entspannende Musik im Hintergrund und Zuwendung durch Vorlesen, auch wenn die Inhalte selbst nicht mehr verstanden werden, schneller zur Ruhe
	➤ kein erkennbarer Tag-Nacht-Rhythmus aufgrund des Wachkomas mehr erkennbar

6.3 Sich beschäftigen

Es geht vorrangig um die Fähigkeit, nach individuellen kognitiven, manuellen, visuellen und/oder auditiven Fähigkeiten und Bedürfnissen geeignete Aktivitäten der Freizeitbeschäftigung auszuwählen und durchzuführen (z. B. Handarbeiten, Basteln, Bücher, Zeitschriften lesen, Sendungen im Radio oder Fernsehen verfolgen, Computer).

beurteilt werden:	– die verfügbare Zeit nutzen, um Aktivitäten durchzuführen, die den eigenen Vorlieben und Interessen entsprechen; „verfügbare Zeit" ist in diesem Zusammenhang definiert als Zeit, die nicht durch Notwendigkeiten wie Ruhen/Schlafen, Essen, Mahlzeitenzubereitung, Körperpflege usw. gebunden ist („freie" Zeit)

Bewertung:

Einstufung	die Person ...
selbstständig (0 P.):	➤ kann die beschriebene Aktivität ohne personelle Hilfe durchführen
überwiegend selbstständig (1 P.):	➤ benötigt nur in geringem Maße Hilfe, z. B. Erinnerung an gewohnte Aktivitäten, Motivation, Zurechtlegen und Richten von Gegenständen (z. B. Utensilien wie Bastelmaterial, Fernbedienung, Kopfhörer o. Ä.) oder Unterstützung bei der Entscheidungsfindung (Vorschläge unterbereiten)
überwiegend unselbstständig (2 P.):	➤ kann sich unter Anleitung geringfügig an der Entscheidungsfindung beteiligen, z. B. durch Zustimmung oder Ablehnung. Sie beteiligt sich an angebotenen Beschäftigungen, kann diese aber in der Regel nicht ohne kontinuierliche Begleitung beibehalten
unselbstständig (3 P.):	➤ kann an der Entscheidung nicht nennenswert mitwirken. Sie zeigt keine Eigeninitiative, kann Anleitung und Aufforderung nicht kognitiv umsetzen, beteiligt sich nicht nennenswert an angebotenen Beschäftigungen

Formulierungsbeispiele:	
Einstufung	**der erste Schritt liegt bei Ihnen …**

selbstständig (0 P.):
➤ kann sich seine Zeit adäquat selbstständig einteilen und sich entsprechend seinen Bedürfnissen und Vorlieben beschäftigen

überwiegend selbstständig (1 P.):
➤ kann sich seine Zeit überwiegend selbstständig einteilen, zeitweise Erinnerung (Anleitung) an gewohnte Aktivitäten erforderlich; sieht gerne fern, kann sich nach Bereitlegen der Fernbedienung (V/N) das gewünschte Fernsehprogramm ohne Hilfe einstellen; entscheidet nach Vorschlagen verschiedener Beschäftigungsangebote selbst, woran er teilnehmen möchte, bringt sich aktiv in Gruppenaktivitäten ein

überwiegend unselbstständig (2 P.):
➤ kann aufgrund der bestehenden Demenz keine eigenen Entscheidungen mehr hinsichtlich seiner Beschäftigung treffen. Kann bei dargelegten Beschäftigungsangeboten durch die Pflegeperson nonverbal und zeitweise verbal Zustimmung oder Ablehnung deutlich machen; muss aber dennoch zeitweise aufwendig zu einer Teilnahme motiviert werden (Anleitung); schweift während der Beschäftigungsangebote häufig ab, daher kontinuierlicher Aufforderungsbedarf und Motivation (Anleitung) sowie Beaufsichtigung in Form von Durchführungs- und Erledigungskontrollen; nimmt an Gruppenangeboten nur bei sehr guter Tagesform aktiv teil, ansonsten überwiegend passiv. Erhält ergänzend Einzelbeschäftigungen

unselbstständig (3 P.):
➤ kann sich aufgrund der bereits fortgeschrittenen Demenz mit Desorientiertheit in allen Bereichen nicht mehr an Entscheidungen hinsichtlich seiner Beschäftigung, beteiligen. Zeigt auch bei Darlegung verschiedener Beschäftigungsmöglichkeiten/-angebote keine deutbaren Reaktionen in Bezug auf Zustimmung oder Ablehnung. Umfassende personelle Hilfe in Form kleinschrittiger Anleitung und Beaufsichtigung im Sinne von Durchführungs- und Erledigungskontrollen, erforderlich. Erhält Gruppen- und Einzelbetreuung, beteilt sich nur noch ausschließlich passiv

6.4 In die Zukunft gerichtete Planungen vornehmen
(Kabinettsentwurf: Vornehmen von in die Zukunft gerichtete Planungen)

beurteilt werden:
- längere Zeitabschnitte überschauen und über den Tag hinaus planen
- dies kann u.a. dadurch beurteilt werden, ob z. B. Vorstellungen und Wünsche zu anstehenden Festlichkeiten wie Geburtstag oder Jahresfeste bestehen; ob Zeitabläufe eingeschätzt werden können, z. B. vorgegebene Strukturen wie Wochen- oder Monatspläne nachvollzogen werden können

Bewertung:

Einstufung   **die Person ...**

selbstständig (0 P.):
> kann die beschriebene Aktivität ohne personelle Hilfe durchführen

überwiegend selbstständig (1 P.):
> nimmt sich etwas vor, muss aber erinnert werden, dies auch durchzuführen

überwiegend unselbstständig (2 P.):
> plant von sich aus nicht, entscheidet aber mit Unterstützung durch andere Personen. Sie muss an die Umsetzung der eigenen Entscheidung erinnert werden

unselbstständig (3 P.):
> verfügt nicht über Zeitvorstellungen für Planungen über den Tag hinaus, auch bei Vorgabe von Auswahloptionen wird weder Zustimmung noch Ablehnung signalisiert

Formulierungsbeispiele:

Einstufung   **der erste Schritt liegt bei Ihnen ...**

selbstständig (0 P.):
> kann Zeitabläufe adäquat einschätzen und auch in die Zukunft gerichtete Planungen angemessen vornehmen und durchführen

überwiegend selbstständig (1 P.):
> kann Zeitabläufe überwiegend einschätzen, auch in die Zukunft gerichtete Planungen vornehmen; muss jedoch daran erinnert werden (Anleitung), diese auch durchzuführen

überwiegend unselbstständig (2 P.):
> kann Zeitabläufe aufgrund der bestehenden Demenz nicht mehr adäquat einschätzen; unter Hilfestellungen der Pflegeperson, d.h. Aufzeigen von Auswahloptionen und umfassender Aufforderungen im Sinne von Motivation kann sie sich an der Entscheidungsfindung „einfacher" Pläne beteiligen, muss jedoch ständig an diese erinnert werden. Weitere in die Zukunft gerichtete Planungen können nicht mehr umgesetzt werden.

unselbstständig (3 P.):
> eine in die Zukunft gerichtete Planung ist aufgrund der bereits fortgeschrittenen Demenz mit Desorientiertheit in allen Bereichen nicht mehr möglich. Auch auf sehr einfach formulierte Auswahloptionen können keine deutbaren Reaktionen in Bezug auf Zustimmung oder Ablehnung mehr erkannt werden.

6.5 Interaktionen mit Personen im direkten Kontakt

beurteilt werden:	– im direkten Kontakt mit Angehörigen, Pflegepersonen, Mitbewohnern oder Besuchern umgehen – Kontakt aufnehmen, Personen ansprechen, auf Ansprache reagieren

Bewertung:

Einstufung	die Person …
selbstständig (0 P.):	➤ kann die beschriebene Aktivität ohne personelle Hilfe durchführen
überwiegend selbstständig (1 P.):	➤ Umgang mit bekannten Personen erfolgt selbstständig, zur Kontaktaufnahme mit Fremden ist Anstoß erforderlich, z. B. Anregung zu einem neuen Mitbewohner Kontakt aufzunehmen
überwiegend unselbstständig (2 P.):	➤ ergreift von sich aus kaum Initiative, reagiert aber auf Ansprache. Sie nimmt dabei nicht verbal Kontakt auf, aber deutlich erkennbar durch andere Formen der Kommunikation (Blickkontakt, Mimik/Gestik)
unselbstständig (3 P.):	➤ reagiert kaum auf Ansprache. Auch nonverbale Kontaktversuche (z. B. Berührungen) führen zu keiner nennenswerten Reaktion

Formulierungsbeispiele:

Einstufung	der erste Schritt liegt bei Ihnen …
selbstständig (0 P.):	➤ Interaktionen mit Angehörigen, Pflegepersonen und Mitbewohnern erfolgen uneingeschränkt selbstständig
überwiegend selbstständig (1 P.):	➤ kann uneingeschränkt Kontakte mit Angehörigen, Pflegepersonen und vertrauten Mitbewohnern aufnehmen und aufrechterhalten; bei Mitbewohnern, zu denen vorab noch kein bzw. nur wenig direkter Kontakt bestand, Anregung und punktueller Aufforderungsbedarf zur Kontaktaufnahme (Anleitung) durch die Pflegeperson erforderlich
überwiegend unselbstständig (2 P.):	➤ sucht von sich aus keinen Kontakt mehr, Kontaktaufnahme ausschließlich mit personeller Hilfestellung; reagiert mit Blickkontakt und Mimik auf Ansprache; muss zeitweise aufwendig zur Kontaktaufnahme motiviert werden (Anleitung); macht Zustimmung bzw. Ablehnung zum jeweiligen Kontakt nonverbal über ein Lächeln bzw. Wegdrehen des Kopfes deutlich
unselbstständig (3 P.):	➤ kann aufgrund der bereits stark fortgeschrittenen Demenz mit Desorientiertheit in allen Bereichen keine Kontakte mehr aufnehmen; zeigt auch bei Kontakt-Auswahloptionen anhand von Fotos der Angehörigen und Motivation durch die Pflegeperson (Anleitung) keine deutbaren Reaktionen in Bezug auf Zustimmung oder Ablehnung. Reagiert in der Regel auch nicht mehr auf nonverbalen Kontakt in Form von Berührungen. Bei Besuchen zeigt sie sich ausschließlich passiv

6.6 Kontaktpflege zu Personen außerhalb des direkten Umfelds

beurteilt werden:	– bestehende Kontakte zu Freunden, Bekannten, Nachbarn gestalten (aufrechterhalten, beenden oder zeitweise ablehnen)
	– die Fähigkeit, mit einfachen technischen Kommunikationsmitteln wie dem Telefon umgehen zu können (Besuche verabreden, Brief- oder Mail-Kontakte)

Bewertung:

Einstufung	die Person ...
selbstständig (0 P.):	➤ kann die beschriebene Aktivität ohne personelle Hilfe durchführen
überwiegend selbstständig (1 P.):	➤ kann planen, braucht aber Hilfe beim Umsetzen, wie z. B. Erinnerungszettel bereitlegen oder Telefonnummern mit Namen (ggf. mit Bild) versehen, Erinnern und Nachfragen, ob Kontakt hergestellt wurde, oder Erinnern an Terminabsprachen. Pflegeperson wählt die Telefonnummer, die Person führt dann das Gespräch. Oder die Person beauftragt die Pflegeperson, ein Treffen mit Freunden/Bekannten zu verabreden
überwiegend unselbstständig (2 P.):	➤ die Kontaktgestaltung der Person ist eher reaktiv. Sie sucht von sich aus kaum Kontakt, wirkt aber mit, wenn beispielsweise die Pflegeperson die Initiative ergreift
unselbstständig (3 P.):	➤ nimmt keinen Kontakt auf und reagiert nicht auf Anregungen zur Kontaktaufnahme

Formulierungsbeispiele:

Einstufung	der erste Schritt liegt bei Ihnen ...
selbstständig (0 P.):	➤ kann Kontakte zu Freunden und Bekannten uneingeschränkt gestalten; verfügt über ein Telefon, welches auch selbstständig genutzt werden kann
überwiegend selbstständig (1 P.):	➤ kann Interaktionen mit Freunden und Bekannten bedürfnisgerecht planen, muss jedoch zeitweise durch Pflegeperson punktuell daran erinnert werden (Anleitung), den geplanten Kontakt dann tatsächlich aufzunehmen
	➤ kann über das Telefon Kontakt mit Freunden und Bekannten aufnehmen und Verabredungen treffen; Zuordnung von Telefonnummern ist durch ein Hinterlegen des Namens mit Bild der betreffenden Person, sichergestellt; aufgrund der manuellen Einschränkungen durch xxx erfolgt das Wählen durch die Pflegeperson (teilweise Übernahme)
überwiegend unselbstständig (2 P.):	➤ sucht von sich aus keinen Kontakt mehr zu Freunden und Bekannten. Kann bei dargelegten Kontakt-Auswahloptionen durch die Pflegeperson Zustimmung oder Ablehnung verbalisieren; muss aber dennoch aufwendig zur Kontaktaufnahme motiviert werden (Anleitung); eigene Absprachen/Verabredungen können nicht mehr getroffen werden, dies erfolgt dann durch die Pflegeperson (teilweise Übernahme); freut sich jedoch sichtlich über Besuche
unselbstständig (3 P.):	➤ kann aufgrund der bereits fortgeschrittenen Demenz mit Desorientiertheit in allen Bereichen keine Kontakte mehr aufnehmen; zeigt auch bei Kontakt-Auswahloptionen anhand von Fotos der Freunde und Bekannten und Motivation durch die Pflegeperson (Anleitung) keine deutbaren Reaktionen in Bezug auf Zustimmung oder Ablehnung. Ist zur Kontaktaufnahme auf vollständige personelle Hilfe angewiesen. Bei Besuchen zeigt sie sich ausschließlich passiv

9.3   Bewertung des Moduls

Das Modul der Gestaltung des Alltagslebens und soziale Kontakte setzt sich aus 6 Items zusammen, so dass maximal 18 Punkte erreicht werden können.

1. Schritt:

Im 1. Schritt erfolgt die Summierung der Punkte der einzelnen Items, woraus das Gesamtergebnis des Punktewertes für das komplette Modul resultiert. Der maximale Wert, der einer völligen Unselbstständigkeit bei allen Handlungen der Gestaltung des Alltagslebens und sozialer Kontakte entspricht, beläuft sich demnach auf 18 Punkte.

2. Schritt:

Im 2. Schritt erfolgt die Transformation der 4-stufigen Skala auf die 5-stufige Skala der Beeinträchtigungen.

3. Schritt:

Im 3. Schritt erfolgt nun die Gewichtung des Punktewertes für den Pflegegrad, wobei das Modul 6 Gestaltung des Alltagslebens und soziale Kontakte mit insgesamt 15 % in die Gesamtauswertung einfließt (siehe Kapitel 12).

Dies stellt sich wie folgt dar:

Schweregrad der Beeinträchtigung der Selbstständigkeit oder der Fähigkeiten	Punktwert im Modul Gestaltung des Alltagslebens und soziale Kontakte	übertragen auf die 5-stufige Skala	gewichteter Punktwert für den Pflegegrad
keine	0	0	0
geringe	1 – 3	1	3,75
erhebliche	4 – 6	2	7,5
schwere	7 – 11	3	11,25
schwerste	12 – 18	4	15

Quelle: BGM, Kabinettsentwurf eines Zweiten Pflegestärkungsgesetzes

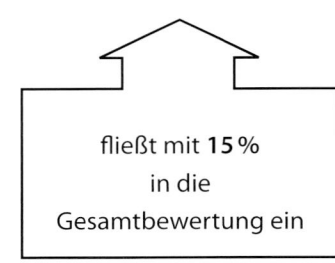

fließt mit **15 %** in die Gesamtbewertung ein

9.4 Mögliche Fehler, deren Konsequenzen und Vorbeugung

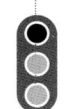

Nachfolgend aufgeführte Fehler können zu Missverständnissen in der Begutachtung und damit zu Fehleinschätzungen führen.

darauf sollten Sie achten …		
Mögliche Fehler …	**Mögliche Konsequenzen …**	**Vorbeugung …**
Schnittstellen der Pflege und der sozialen Betreuung sind nicht eindeutig geregelt bzw. nicht wirksam umgesetzt, die Zusammenarbeit bei der Erstellung der Pflegedokumentation zeigt Verbesserungspotenziale, z. B. in der Pflegedokumentation bestehen Widersprüche innerhalb der Fähigkeiten des Betreffenden zwischen den Themenfeldern/AEDL's, die durch Mitarbeiter der Pflege und Mitarbeiter der sozialen Betreuung bearbeitet wurden; d. h. der Ist-Zustand des Betreffenden wird z. B. in Bezug auf seine kognitiven Fähigkeiten unter dem Modul 2 widersprüchlich zum Modul 6 aufgeführt.	Der Pflegebedürfte wird bei den entsprechenden Items als „überwiegend selbständig" eingestuft, obwohl er eigentlich „nur" „überwiegend unselbständig" ist, was sich letztendlich in der Gesamtpunktzahl und damit ggf. auch bei der Angemessenheit der Einstufung in den Pflegegrad niederschlagen wird.	☒ Bewertung der aktuellen Schnittstellenregelungen zwischen den Bereichen Pflege und soziale Betreuung; Optimierung der Zusammenarbeit und der Abstimmungsprozesse (z. B. durch gemeinsame Erstellung der relevanten Pflege-/Betreuungsprozesspunkte; gemeinsame „Fallbesprechungen" usw.) ☒ Schulung und engmaschige Begleitung der Mitarbeiter ☒ Aussagekräftige Pflegedokumentation ☒ Wirksames Controlling (siehe auch Kapitel 1.3 und 11.1)
Der Umfang der Anleitung wird nicht vollständig, angemessen bzw. aussagekräftig dargelegt, z. B. die Intensität der Anleitung zur Gewährleistung eines angemessenen Tag-Nacht-Rhythmus oder bei der Entscheidung für bestimmte Beschäftigungsangebote inklusive der Begleitung bei der Umsetzung.	Der Pflegebedürfte wird bei den entsprechenden Items als „überwiegend selbstständig" eingestuft, obwohl er eigentlich „überwiegend unselbständig" ist, was sich letztendlich in der Gesamtpunktzahl und damit ggf. auch bei der Angemessenheit der Einstufung in den Pflegegrad niederschlagen wird.	☒ Schulung und engmaschige Begleitung der Mitarbeiter ☒ Aussagekräftige Pflegedokumentation ☒ Wirksames Controlling (siehe auch Kapitel 1.3 und 11.1)
Der Pflegebedürftige befindet sich bei der Begutachtung in seiner besten Tagesform und scheint wesentlich orientierter als „normal", zudem zeigt er ein ausgeprägtes Fassadenverhalten; innerhalb der Pflegedokumentation finden sich diesbezüglich keine aussagekräftigen Darlegungen.	In der Begutachtung entsteht der Eindruck, dass der Pflegebedürftige über wesentlich höhere Fähigkeiten verfügt, was nicht der Realität entspricht. Es besteht ein hohes Risiko von Missverständnissen, welches dazu führen kann, dass er z. B. als „überwiegend selbstständig" eingestuft wird, obwohl er eigentlich „überwiegend unselbständig" ist, was sich letztendlich in der Gesamtpunktzahl und damit ggf. auch bei der Angemessenheit der Einstufung in den Pflegegrad niederschlagen wird.	☒ Darlegung des bestehenden Fassadenverhaltens gemäß Kapitel 11.2 ☒ Darstellung der unterschiedlichen Tagesformen gemäß Kapitel 11.3 ☒ Schulung und engmaschige Begleitung der Mitarbeiter ☒ Aussagekräftige Pflegedokumentation ☒ Wirksames Controlling (siehe auch Kapitel 1.3 und 11.1)

10   Module der Hilfebedürftigkeit

10.1 Modul 7 – Außerhäusliche Aktivitäten

10.1.1 Auszug aus dem Gutachten

Aus dem Begutachtungsmanual

Das Modul umfasst zwei wichtige Bereiche. Der erste Bereich beinhaltet mehrere Aspekte der außerhäuslichen Mobilität; der zweite Bereich einen Ausschnitt der Aktivitäten. Sämtliche berücksichtigten Aktivitäten haben eine soziale Komponente bzw. einen Bezug zu sozialen Aktivitäten (anders als ein Spaziergang durch den Wald). Dabei geht es um die Möglichkeit der tatsächlichen Teilnahme bzw. Durchführung der Aktivität

Im Gutachten stellt sich dies wie folgt dar:

7. Außerhäusliche Aktivitäten

Fortbewegung im außerhäuslichen Bereich

7.1   Verlassen der Wohnung/des Wohnbereichs:
☐ Selbstständig (ohne Begleitung)
☐ Überwiegend selbstständig (mit Unterstützung, aber auch mit Eigenaktivität der Person)
☐ Überwiegend/völlig unselbstständig, Hilfe durch eine Person reicht jedoch aus
☐ Überwiegend/völlig unselbstständig, Hilfe durch zwei Personen erforderlich

7.2   Fortbewegung außerhalb der Wohnung oder Einrichtung (zu Fuß oder mit dem Rollstuhl):
☐ Selbstständig (ohne Begleitung)
☐ Nur auf gewohnten Wegen selbstständig
☐ Auf allen Wegen nur mit personeller Hilfe möglich
☐ Auch mit personeller Hilfe nicht möglich

7.3   Nutzung öffentlicher Verkehrsmittel (Nahverkehr):
☐ Selbstständig (ohne Begleitung)
☐ Nur auf gewohnten Strecken selbstständig
☐ Auf allen Strecken nur mit personeller Hilfe möglich
☐ Auch mit personeller Hilfe nicht möglich

7.4   Mitfahren in einem Pkw/Taxi:
☐ Selbstständig
☐ Benötigt nur Hilfe beim Ein-/Aussteigen (Hilfsperson während der Fahrt ist nicht erforderlich)
☐ Benötigt Hilfe (auch) während der Fahrt mit dem Pkw/Taxi (zusätzlich zum Fahrer)
☐ Nicht möglich, Liegendtransport oder Transport im Rollstuhl (Spezialfahrzeuge) notwendig

Aktivitäten (Beurteilung ohne Berücksichtigung von Wegstrecken)

7.5   Teilnahme an kulturellen, religiösen oder sportlichen Veranstaltungen:

☐ Teilnahme selbstständig möglich

☐ Nicht selbstständig, zur Teilnahme ist unterstützende Begleitung erforderlich

☐ Teilnahme ist auch mit unterstützender Begleitung nicht möglich

☐ Aktivität kommt nicht vor (nicht gewünscht)

7.6   Besuch von Schule, Kindergarten, Arbeitsplatz, Werkstatt, Tagespflegeeinrichtung:

☐ Teilnahme selbstständig möglich

☐ Nicht selbstständig, zur Teilnahme ist unterstützende Begleitung erforderlich

☐ Teilnahme ist auch mit unterstützender Begleitung nicht möglich

☐ Aktivität kommt nicht vor (nicht gewünscht bzw. nicht erforderlich)

7.7   Teilnahme an sonstigen Aktivitäten mit anderen Menschen:

(Besuche, organisierte Freizeitaktivitäten, Selbsthilfegruppen, Vereine etc.)

☐ Teilnahme selbstständig möglich

☐ Nicht selbstständig, zur Teilnahme ist unterstützende Begleitung erforderlich

☐ Teilnahme ist auch mit unterstützender Begleitung nicht möglich

☐ Aktivität kommt nicht vor (nicht gewünscht)

Quelle: *GKV Spitzenverband; Schriftenreihe Modellprogramm zur Weiterentwicklung der Pflegeversicherung Band 2 – „Das neue Begutachtungsinstrument zur Feststellung von Pflegebedürftigkeit"* **Hinweis:** *im Kabinetts-Entwurf zum PSG II unterscheiden sich die Bezeichnungen der Verrichtungen vereinzelt; d. h. mit Verabschiedung des Gesetzes und der sich derzeit in der Erarbeitung befindlichen Begutachtungsrichtlinien kann es noch zu Änderungen kommen.*

10.1.2 Beschreibung des Moduls 7 und Formulierungshilfen

Die einzelnen Merkmale des Moduls und deren Bewertung

Fortbewegen im außerhäuslichen Bereich

Hier sind sowohl die motorischen Fähigkeiten als auch die örtliche Orientierungsfähigkeit sowie Sicherheitsaspekte zu berücksichtigen.

7.1 Verlassen der Wohnung/des Wohnbereichs

Die Fähigkeit, den konkreten individuellen Wohnbereich verlassen zu können, also von den Wohnräumen bis vor das Haus gelangen zu können. Unterschieden werden die Ausprägungsgrade:

> selbstständig (ohne Begleitung)
> überwiegend selbstständig – punktuelle personelle Hilfe erforderlich, z. B. beim Überwinden von Treppenstufen, Bereitstellen des Rollstuhls, Öffnen der Türen, Bedienen eines Fahrstuhls oder Treppenlifts erforderlich
> überwiegend/völlig unselbstständig, aber mit Unterstützung einer Person möglich
> überwiegend/völlig unselbstständig, nur mit Unterstützung von mindestens zwei Personen möglich

Formulierungsbeispiele:

> kann die Wohnung verlassen; punktuelle Aufforderung (Anleitung) und partielle Beaufsichtigung zur Wahrung der Sicherheit beim Treppensteigen erforderlich; ansonsten kein personeller Hilfebedarf (überwiegend selbstständig)
> kann den Wohnbereich verlassen; aufgrund der Demenz mit ausgeprägter Desorientiertheit in Verbindung mit der bestehenden Sturzgefahr, umfassender Anleitungs- und Beaufsichtigungsbedarf zur Wahrung der Sicherheit und in Form einer Durchführungskontrolle erforderlich; eine Pflegeperson ist durchgängig zeitlich und örtlich gebunden (überwiegend/völlig unselbständig)

7.2 Fortbewegen außerhalb der Wohnung oder Einrichtung (zu Fuß oder mit dem Rollstuhl)

Die Fähigkeit, sich in einem Bewegungradius von ca. 500 Metern sicher und zielgerichtet zu bewegen. Gemeint ist ein Umkreis, der von den meisten Menschen üblicherweise zu Fuß bewältigt wird, z. B. für kurze Spaziergänge an der frischen Luft oder um Nachbarn, Bäcker usw. aufzusuchen. Die Person kann dabei ein Hilfsmittel (z. B. Stock, Rollator, Rollstuhl) benutzen. Unterschieden werden die Ausprägungen:

> selbstständig (ohne Begleitung)
> nur auf gewohnten Wegen selbstständig
> auf allen Strecken nur mit personeller Hilfe möglich
> auch mit personeller Hilfe nicht möglich

Formulierungsbeispiele:

> kann sich außerhalb des Wohnbereichs nur auf gewohnten Strecken selbstständig fortbewegen
> Eine ziel- und zweckgerichtete Fortbewegung ist, aufgrund der Demenz mit Desorientiertheit auf allen Ebenen nicht mehr möglich, daher umfassender Anleitungs- und Beaufsichtigungsbedarf zur Wahrung der Sicherheit und in Form von Durchführungs- und Erledigungskontrollen erforderlich; Pflegeperson ist durchgängig zeitlich und örtlich gebunden
> kann aufgrund der Immobilität durch xxx weitere Strecken nur noch mittels Rollstuhl überwinden, der nicht eigenständig bedient werden kann; daher vollständige Übernahme durch die Pflegeperson bei sämtlichen Fortbewegungen außerhalb des Wohnbereichs

7.3 Nutzung öffentlicher Verkehrsmittel (Nahverkehr)

In einen Bus oder eine Straßenbahn einsteigen und an der richtigen Haltestelle wieder aussteigen (Nahverkehr). Vorgegeben sind die Ausprägungen:

> selbstständig (ohne Begleitung)
> auf nur gewohnten Strecken selbstständig
> auf allen Strecken nur mit personeller Hilfe möglich
> auch mit personeller Hilfe nicht möglich

Formulierungsbeispiele:

> kann die öffentlichen Verkehrsmittel auf gewohnten Strecken selbstständig nutzen
> kann öffentliche Verkehrsmittel nutzen; aufgrund der Immobilität durch xxx, jedoch Ein- und Ausstiege nur mit Abstützen durch die Pflegeperson (teilweise Übernahme) möglich

7.4 Mitfahren in einem PKW/Taxi

Ein- und Aussteigen in einen PKW und Selbstständigkeit während der Fahrt. Die Beaufsichtigung während der Fahrt ist aus Sicherheitsgründen zu berücksichtigen. Schließt die Benutzung eines Taxis ein, allerdings soll die Frage, ob jemand telefonisch ein Taxi ordern kann oder nicht, bei der Bewertung unberücksichtigt bleiben. Ausprägungen:

> selbstständig
> benötigt nur Hilfe beim Ein- und Aussteigen (Hilfsperson zusätzlich zum Fahrer während der Fahrt ist nicht erforderlich)
> benötigt Hilfsperson (auch) während der Fahrt mit dem PKW/Taxis (zusätzlich zum Fahrer)
> Fahren in einem PKW/Taxi ist nicht möglich, Liegendtransport oder Transport im Rollstuhl (Spezialfahrzeuge) notwendig

Formulierungsbeispiele:

> kann PKW/Taxi nutzen; aufgrund der Immobilität durch xxx, jedoch Ein- und Ausstiege nur mit Abstützen durch die Pflegeperson (teilweise Übernahme) möglich
> kann den Ein- und Ausstieg unter kleinschrittiger Anleitung durchführen; während der Fahrt aufgrund der bestehenden Demenz mit Desorientiertheit aus Sicherheitsgründen durchgängiger Beaufsichtigungsbedarf durch eine weitere Hilfsperson

Aktivitäten (Beurteilung ohne Berücksichtigung von Wegstrecken)

Hier ist nur die selbstständige Teilnahme an außerhäuslichen Aktivitäten zu berücksichtigen. Zur Einschätzung wird eine modifizierte vereinfachte Fassung der Selbstständigkeitsskala verwendet:

- Teilnahme selbstständig möglich: die Person kann ohne Begleitung an der außerhäuslichen Aktivität teilnehmen
- Nicht selbstständig, zur Teilnahme ist unterstützende Begleitung erforderlich: die Person benötigt zur Teilnahme an einer Aktivität und ggf. auch während der Aktivität eine Begleitperson
- Teilnahme ist auch mit unterstützender Begleitung nicht möglich
- Aktivität kommt nicht vor (nicht gewünscht bzw. nicht erforderlich). Wenn außerhäusliche Aktivitäten nicht stattfinden, aber gewünscht werden, ist zu bewerten, ob eine solche Aktivität mit personeller Hilfe möglich wäre

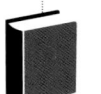

7.5 Teilnahme an kulturellen, religiösen oder sportlichen Veranstaltungen

Hier geht es um die Teilnahme an Veranstaltungen, bei denen in der Regel eine größere Anzahl an Personen versammelt ist. Dazu gehören beispielsweise Veranstaltungen wie Theater, Konzert, Gottesdienst oder Sportveranstaltungen. Zur Teilnahme gehört die Fähigkeit, sich längere Zeit selbstständig oder in Begleitung in einer größeren Ansammlung von Menschen aufhalten zu können.

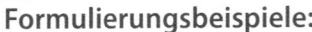

Formulierungsbeispiele:

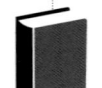

> geht gerne ins Theater, hat ein Abonnement, aufgrund der Immobilität durch xxx personelle Hilfe zur Platzierung des Rollstuhls notwendig
> ist sehr gläubig, besucht 1 x wöchentlich den katholischen Gottesdienst; aufgrund zeitweiser Unruhe mit unkontrolliertem Verlassen des Sitzplatzes je nach Tagesform Bedarf von Erklärungs- und Beruhigungsgesprächen (Anleitung); Begleitung durch die Hilfs-/Pflegeperson erforderlich

7.6 Besuch von Schule, Kindergarten, Arbeitsplatz, Werkstatt für behinderte Menschen, Tagespflege

Hierbei geht es um Lebensbereiche, die der Bildung, Arbeit und Beschäftigung dienen. Bei einigen Aktivitäten übernehmen in der Regel andere Betreuungspersonen in den entsprechenden Einrichtungen beaufsichtigende und ggf. steuernde Funktionen. Solche Aktivitäten kommen nur bei bestimmten Personen vor, daher ist die vierte Ausprägung ergänzt um „nicht erforderlich".

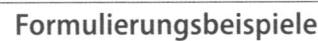

Formulierungsbeispiele:

> nutzt 4 x wöchentlich Leistungen einer Tagespflegestätte; aufgrund der Immobilität durch xxx in Verbindung mit der ausgeprägten Demenz, umfassender personeller Hilfebedarf in sämtlichen Aktivitäten innerhalb der Tagespflege notwendig

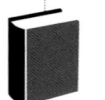

7.7 Teilnahme an sonstigen Aktivitäten mit anderen Menschen

Damit sind soziale Aktivitäten außerhalb des engen Familienkreises gemeint. Hierunter fallen Besuche bei Freunden oder Verwandten sowie die Teilnahme an Sitzungen in Vereinen, politischen Parteien oder Selbsthilfegruppen.

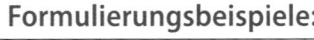

Formulierungsbeispiele:

> spielt 1 x wöchentlich mit seinen Freunden Karten; kann diese uneingeschränkt selbstständig in deren häuslichen Bereichen aufsuchen
> nimmt noch an Sitzungen seines früheren Sportvereins teil, aufgrund der Immobilität durch xxx personelle Hilfe zur Platzierung im Sitzungsraum notwendig

10.2 Modul 8 – Haushaltsführung

10.2.1 Auszug aus dem Gutachten

Aus dem Begutachtungsmanual

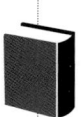

Das Modul umfasst zum einen die typischen Hausarbeiten, die auch jetzt schon von der Pflegeversicherung berücksichtigt werden, zum anderen aber auch die Regelung der für die alltägliche Lebensführung notwendigen geschäftlichen Belange. Es ist in diesem Zusammenhang unerheblich, ob Selbstständigkeitseinbussen aufgrund von körperlichen oder von kognitiven Beeinträchtigungen bestehen.

Einschränkungen in der Haushaltsführung sind häufig die ersten Zeichen einer sich abzeichnenden Abhängigkeit von personeller Hilfe. Im Unterschied zu anderen Modulen sind zur Kompensation (Übernahme der Aktivitäten) keine pflegerischen Hilfen oder Betreuungsleistungen erforderlich, sondern hauswirtschaftliche Leistungen und ggf. soziale Unterstützung.

Im Gutachten stellt sich dies wie folgt dar:

8. Haushaltsführung

0 = selbstständig
1 = überwiegend selbstständig
2 = überwiegend unselbstständig
3 = unselbstständig

		$\square_0$	$\square_1$	$\square_2$	$\square_3$
8.1	Einkaufen für den täglichen Bedarf	$\square_0$	$\square_1$	$\square_2$	$\square_3$
8.2	Zubereitung einfacher Mahlzeiten	$\square_0$	$\square_1$	$\square_2$	$\square_3$
8.3	Einfache (leichte) Aufräum- und Reinigungsarbeiten	$\square_0$	$\square_1$	$\square_2$	$\square_3$
8.4	Aufwendige (schwere) Aufräum- und Reinigungsarbeiten	$\square_0$	$\square_1$	$\square_2$	$\square_3$
8.5	Nutzung von Dienstleistungen	$\square_0$	$\square_1$	$\square_2$	$\square_3$
8.6	Regelung finanzieller Angelegenheiten	$\square_0$	$\square_1$	$\square_2$	$\square_3$
8.7	Regelung von Behördenangelegenheiten	$\square_0$	$\square_1$	$\square_2$	$\square_3$

Quelle: GKV Spitzenverband; Schriftenreihe Modellprogramm zur Weiterentwicklung der Pflegeversicherung Band 2 – „Das neue Begutachtungsinstrument zur Feststellung von Pflegebedürftigkeit" **Hinweis:** *gemäß Kabinetts-Entwurf zum PSG II keine Punktevergabe mehr – siehe Kapitel 10.3*

10.2.2 Beschreibung des Moduls 8 und Formulierungshilfen

Die einzelnen Merkmale des Moduls und deren Bewertung

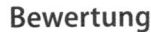

8.1 Einkaufen für den täglichen Bedarf

Einkaufen für den täglichen Bedarf (z. B. Lebensmittel, Hygieneartikel, Zeitung) tätigen.

Bewertung:	
Einstufung	**die Person…**
selbstständig:	➤ kann die Aktivität ohne personelle Hilfe durchführen
überwiegend selbstständig:	➤ kann die Aktivität noch überwiegend selbstständig durchführen, wenn z. B. ein Einkaufszettel erstellt oder bei der Erledigung geholfen wird. Überwiegend selbstständig ist auch eine Person, die lediglich Hilfe beim Tragen schwerer Einkäufe in die Wohnung benötigt
überwiegend unselbstständig:	➤ es ist beispielsweise Begleitung und Beratung bei Einkäufen erforderlich oder größere Einkäufe müssen übernommen werden, Brötchen/Zeitung kann noch selbst besorgt werden. Oder die Person kann zwar selber nichts aus den Regalen nehmen, gibt aber Anweisungen, was eingekauft werden soll
unselbstständig:	➤ kann sich an der Aktivität nicht beteiligen

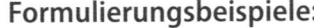

Formulierungsbeispiele:	
Einstufung	**der erste Schritt liegt bei Ihnen …**
selbstständig:	➤ Einkäufe für den täglichen Bedarf können adäquat selbstständig durchgeführt werden
überwiegend selbstständig:	➤ kann mithilfe eines Einkaufszettels den Einkauf bewältigen, benötigt jedoch Hilfe beim Tragen schwerer Taschen/Tüten (teilweise Übernahme)
überwiegend unselbstständig:	➤ kann einfache Einkäufe, wie z. B. der Brötchen, Zeitung, selbstständig erledigen, größere Einkäufe müssen aufgrund xxx von der Pflegeperson übernommen werden (teilweise Übernahme)
	➤ kann sich aktiv durch Anweisungen an den Einkäufen beteiligen, ist jedoch aufgrund der Bewegungseinschränkungen durch xxx auf personelle Hilfe beim Herausnehmen der gewünschten Waren aus den Regalen sowie beim Tragen der Taschen/Tüten angewiesen (teilweise Übernahme)
unselbstständig:	➤ kann sich aufgrund der erheblichen Immobilität durch xxx nicht an den Einkäufen beteiligen (vollständige Übernahme)

8.2 Zubereitung einfacher Mahlzeiten

dazu gehören:

- vorbereitete Speisen erwärmen können, je nach individuellen Gegebenheiten auf dem Herd, Backofen oder im Mikrowellengerät oder
- nach individuellen Gewohnheiten einfache Mahlzeiten zubereiten. Dies umfasst die Zubereitung eines Heißgetränks oder kleinerer Speisen, wie z. B. eines Spiegeleis
- Entnehmen der Speisen aus dem Aufbewahrungsort und -behältnis
- Belegen von Brotscheiben oder Brötchen, Zerkleinern von Obst, Öffnen von Joghurtbechern und Konserven

Bewertung:

Einstufung	die Person...
selbstständig:	➤ kann die Aktivität ohne personelle Hilfe durchführen
überwiegend selbstständig:	➤ kann die Aktivität noch überwiegend selbstständig durchführen, wenn zeitliche Orientierungshilfen oder schriftliche Anweisungen gegeben werden oder aus Sicherheitsgründen beobachtet wird, ob der Herd wieder ausgeschaltet oder korrekt mit der Kaffeemaschine umgegangen wird
überwiegend unselbstständig:	➤ personelle Hilfe ist z. B. erforderlich bei der Zubereitung aller heißen Speisen und Getränke, die Person kann aber noch ein Brot belegen
unselbstständig:	➤ kann sich an der Aktivität nicht beteiligen

Formulierungsbeispiele:

Einstufung	der erste Schritt liegt bei Ihnen ...
selbstständig:	➤ kann sich selbstständig einfache Mahlzeiten zubereiten
überwiegend selbstständig:	➤ kann mithilfe schriftlicher Anweisungen mit darin integrierten Zeiten der Aufgaben einfache Speisen zubereiten. Zeitweise wird das Ausschalten des Herdes vergessen, daher partieller Beaufsichtigungsbedarf zur Wahrung der Sicherheit
überwiegend unselbstständig:	➤ kann sich unter Aufforderung (Anleitung) kalte Speisen zubereiten (Brote belegen), bei heißen Speisen situativ überfordert, diese müssen durch die Pflege-/Hilfsperson zubereitet werden (teilweise Übernahme)
unselbstständig:	➤ kann sich aufgrund der bereits weit fortgeschrittenen Demenz nicht mehr an der Zubereitung von Mahlzeiten beteiligen (vollständige Übernahme)

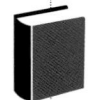

8.3 Einfache (leichte) Aufräum- und Reinigungsarbeiten

Einfache und körperlich leichte Haushaltstätigkeiten, wie z. B. Tisch decken/abräumen, Spülen, Spülmaschine nutzen, Wäsche falten, Staub wischen. Für die Bewertung ist unerheblich, ob diese Tätigkeiten von Pflegepersonen oder Einrichtungen übernommen werden

Bewertung:

Einstufung	die Person...
selbstständig:	➤ kann die Aktivität ohne personelle Hilfe durchführen
überwiegend selbstständig:	➤ muss z. B. erinnert werden bzw. es muss kontrolliert werden, ob die genannten Tätigkeiten auch wirklich durchgeführt wurden und ggf. muss eine Aufforderung zur Vervollständigung gegeben werden
überwiegend unselbstständig:	➤ kann sich beteiligen. Einzelne Aspekte, wie beispielsweise Tisch decken oder Ausräumen der Spülmaschine, können unter ständiger Anleitung noch durchgeführt werden
unselbstständig:	➤ kann sich an der Aktivität nicht beteiligen

Formulierungsbeispiele:

Einstufung	der erste Schritt liegt bei Ihnen ...
selbstständig:	➤ kann selbstständig adäquat einfache Aufräum- und Reinigungsarbeiten erledigen
überwiegend selbstständig:	➤ kann nach Aufforderung in Form von Erinnern (Anleiten) den Tisch decken und abräumen und die Spülmaschine nutzen sowie Wäsche falten; zeitweise personeller Beaufsichtigungsbedarf im Sinne einer Erledigungskontrolle und punktuelle Aufforderungen (Anleitung) zur Vervollständigung der Verrichtungen
überwiegend unselbstständig:	➤ ist manuell/motorisch dazu in der Lage, den Tisch zu decken und abzuräumen und die Spülmaschine zu nutzen; vergisst dieses jedoch aufgrund der Demenz ständig, so dass umfassender Anleitungs- und Beaufsichtigungsbedarfs in Form von Durchführungs- und Erledigungskontrollen bestehen
unselbstständig:	➤ kann sich aufgrund der bereits weit fortgeschrittenen Demenz nicht mehr an den Aufräum- und Reinigungsarbeiten beteiligen (vollständige Übernahme)

8.4 Aufwendige (schwere) Aufräum- und Reinigungsarbeiten

Aufwendige Haushaltstätigkeiten, wie z. B. Böden wischen, Staubsaugen, Fenster putzen, Wäsche waschen, Bett beziehen, Müll entsorgen.

Bewertung:

Einstufung	die Person...
selbstständig:	➤ kann die Aktivität ohne personelle Hilfe durchführen
überwiegend selbstständig:	➤ muss z. B. erinnert werden bzw. es muss kontrolliert werden, ob die genannten Tätigkeiten auch wirklich durchgeführt wurden und ggf. muss eine Aufforderung zur Vervollständigung gegeben werden
überwiegend unselbstständig:	➤ kann sich bei einzelnen Aspekte wie beispielsweise der Entsorgung von Mülltüten beteiligen, benötigt ständige Anleitung
unselbstständig:	➤ kann sich an der Aktivität nicht beteiligen

Formulierungsbeispiele:

Einstufung	der erste Schritt liegt bei Ihnen ...
selbstständig:	➤ kann selbstständig adäquat aufwendige Aufräum- und Reinigungsarbeiten erledigen
überwiegend selbstständig:	➤ kann nach Aufforderung in Form von Erinnern (Anleiten) Staubsaugen, Wäsche waschen, Bett beziehen und den Müll entsorgen; zeitweise personeller Beaufsichtigungsbedarf im Sinne einer Erledigungskontrolle und punktuelle Aufforderungen zur Vervollständigung der Verrichtungen
überwiegend unselbstständig:	➤ ist körperlich überwiegend nicht mehr dazu in der Lage, aufwendige, schwere Aufräum- und Reinigungsarbeiten durchzuführen, kann sich unter ständiger Anleitung jedoch noch am Entsorgen leichter Mülltüten beteiligen
unselbstständig:	➤ kann sich aufgrund der bereits weit fortgeschrittenen Demenz nicht mehr an den Aufräum- und Reinigungsarbeiten beteiligen (vollständige Übernahme)

8.5 Nutzung von Dienstleistungen

Pflegerische oder haushaltsnahe Dienstleistungen (wie Pflegedienst, Haushaltshilfen, Essen auf Rädern, Wäscherei, Handwerker, Friseur oder Fußpflege) organisieren und steuern.

Bewertung:

Einstufung	die Person...
selbstständig:	➤ kann die Aktivität ohne personelle Hilfe durchführen
überwiegend selbstständig:	➤ kann die Aktivität noch überwiegend selbstständig durchführen, muss aber gelegentlich erinnert werden bzw. es muss kontrolliert werden, ob geplante Telefonate auch durchgeführt wurden
überwiegend unselbstständig:	➤ kann sich beispielsweise an Entscheidungen beteiligen, die Umsetzung aber nicht mehr selbst organisieren
unselbstständig:	➤ kann sich an der Aktivität nicht beteiligen

Formulierungsbeispiele:

Einstufung	der erste Schritt liegt bei Ihnen ...
selbstständig:	➤ kann selbstständig adäquat Termine zur Nutzung von Dienstleistungen organisieren und steuern
überwiegend selbstständig:	➤ kann nach Aufforderung in Form von Erinnern (Anleitung) Termine zur Fußpflege, Friseur und Essen auf Rädern vereinbaren; zeitweise punktueller Beaufsichtigungsbedarf im Sinne einer Erledigungskontrolle, ob geplante Telefonate durchgeführt wurden
überwiegend unselbstständig:	➤ kann sich nach Aufforderung (Anleitung) an der Entscheidung der Nutzung spezifischer Dienstleistungen wie Friseur und Fußpflege beteiligen; bezüglich der Umsetzung jedoch situativ überfordert, Organisation erfolgt daher durch Hilfs-/Pflegeperson (teilweise Übernahme)
unselbstständig:	➤ kann sich aufgrund der bereits weit fortgeschrittenen Demenz nicht mehr an der Organisation und Steuerung beteiligen, muss komplett durch Hilfs-/Pflegeperson übernommen werden (vollständige Übernahme)

8.6 Regelung finanzieller Angelegenheiten

Alltägliche finanzielle Angelegenheiten erledigen (z. B. Führen eines Girokontos, Mietzahlungen vornehmen) oder entscheiden, ob z. B. genügend Bargeld im Haus ist, eine Rechnung bezahlt werden muss und ggf. die dazu notwendigen Schritte einleiten.

Bewertung:

Einstufung

die Person...

selbstständig:
> ➤ kann die Aktivität ohne personelle Hilfe durchführen

überwiegend selbstständig:
> ➤ ist in der Lage, über finanzielle Angelegenheiten zu entscheiden, muss aber andere mit der Ausführung beauftragen oder sie benötigt vermehrt Erklärungen, entscheidet danach aber selbst

überwiegend unselbstständig:
> ➤ entscheidet nur noch selten selbstständig

unselbstständig:
> ➤ kann sich an der Aktivität nicht beteiligen

Formulierungsbeispiele:

Einstufung

der erste Schritt liegt bei Ihnen ...

selbstständig:
> ➤ kann ihre finanziellen Angelegenheiten adäquat selbstständig erledigen

überwiegend selbstständig:
> ➤ kann adäquat über ihre finanziellen Angelegenheiten entscheiden; ist jedoch hinsichtlich der Ausführung situativ überfordert, so dass diese durch die Hilfs-/Pflegeperson erfolgt (teilweise Übernahme)

überwiegend unselbstständig:
> ➤ kann sich nur noch selten bei sehr guter Tagesform an Entscheidungen hinsichtlich ihre finanziellen Angelegenheiten unter intensiven Erklärungen und Aufforderungen (Anleitung) beteiligen; Entscheidung müssen je nach Art überwiegend durch den Betreuer bzw. die Hilfs-/Pflegeperson getroffen und umgesetzt werden (teilweise Übernahme)

unselbstständig:
> ➤ kann sich aufgrund der bereits weit fortgeschrittenen Demenz nicht mehr an der Regelung finanzieller Angelegenheiten beteiligen, muss komplett durch Betreuer bzw. Hilfs-/Pflegeperson übernommen werden (vollständige Übernahme)

8.7 Regelung von Behördenangelegenheiten

Gemeint ist der Umgang mit staatlichen und kommunalen Behörden sowie Sozialversicherungsträgern. Hierzu gehört z. B. auch die Entscheidung, ob ein Antrag gestellt oder ein Behördenbrief beantwortet werden muss und ggf. die Einleitung notwendiger Schritte.

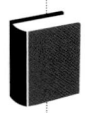

Bewertung:

Einstufung	die Person...
selbstständig:	➤ kann die Aktivität ohne personelle Hilfe durchführen
überwiegend selbstständig:	➤ ist in der Lage, über Behördenangelegenheiten zu entscheiden, benötigt aber Hilfe z. B. beim Ausfüllen von Dokumenten oder sie benötigt vermehrt Erklärungen, entscheidet danach aber selbst
überwiegend unselbstständig:	➤ entscheidet nur noch selten selbstständig
unselbstständig:	➤ kann sich an der Aktivität nicht beteiligen

Formulierungsbeispiele:

Einstufung	der erste Schritt liegt bei Ihnen ...
selbstständig:	➤ kann ihre Behördenangelegenheiten adäquat selbstständig erledigen
überwiegend selbstständig:	➤ kann über ihre Behördenangelegenheiten entscheiden; benötigt jedoch Hilfe durch die Hilfs-/Pflegeperson beim Ausfüllen von Dokumenten (teilweise Übernahme)
überwiegend unselbstständig:	➤ kann sich noch selten bei guter Tagesform an Entscheidungen hinsichtlich ihrer Behördenangelegenheiten unter intensiven Erklärungen und Aufforderungen (Anleitung) beteiligen; die Bearbeitung der Dokumente erfolgt komplett durch den Betreuer bzw. die Hilfs-/Pflegeperson (teilweise Übernahme)
unselbstständig:	➤ kann sich aufgrund der bereits weit fortgeschrittenen Demenz nicht mehr an der Regelung behördlicher Angelegenheiten beteiligen, muss komplett durch Betreuer bzw. Hilfs-/Pflegeperson übernommen werden (vollständige Übernahme)

10.3 Bewertung der Module

In der Schriftenreihe Modellprogramm zur Weiterentwicklung der Pflegeversicherung Band 2 – „Das neue Begutachtungsinstrument zur Feststellung von Pflegebedürftigkeit" (GKV Spitzenverband 2011) – finden sich noch konkrete Punktewerte zur Ermittlung der Hilfebedürftigkeit. Dies wurde im Rahmen der Evaluationen des NBA geändert. Im Bericht des Expertenbeirats zur konkreten Ausgestaltung des neuen Pflegebedürftigkeitsbegriffs (27. Juni 2013) wird von einem Punktesystem abgeraten.

Auszug aus dem Bericht des Expertenbeirats zur konkreten Ausgestaltung des neuen Pflegebedürftigkeitsbegriffs (27. Juni 2013)

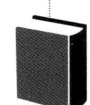

In der Hauptphase 1 wurden innerhalb der Module 7 und 8 Stufen der Hilfebedürftigkeit entwickelt. Diese Hilfebedürftigkeit wird als Vorstufe zur Pflegebedürftigkeit angesehen. Da die Erhebung der Beeinträchtigungen aus den Modulen 1 bis 6 bereits alle für die Feststellung von Pflegebedürftigkeit relevanten Aspekten umfasst, werden die Module 7 und 8 bei der rechnerischen Ermittlung des Pflegegrads nicht mit berücksichtigt.

Angesichts der komplexen Bewertungssystematik der Module 7 und 8 und der Nichteinbeziehung in die Berechnung des Pflegegrads empfiehlt der Expertenbeirat, anknüpfend an den Beirat 2009, auf die Ermittlung von eigenen Punkt- und Score-Werten für diese Module zu verzichten. Die Darstellung der qualitativen Ausprägungen zu den einzelnen Kriterien reicht nach Einschätzung des Expertenbeirats für die Nutzung im Rahmen der Hilfeplanung aus

Auszug aus dem Bericht der AG 2 Team 1 – Bewertungssystematik Module 7 und 8 – als Anlage zum Bericht des Expertenbeirats

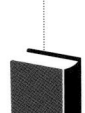

Im Interesse einer umfassenden Einschätzung der individuellen Bedarfslagen wurde es dennoch als sinnvoll angesehen, diese Module als Bestandteil des Instruments beizubehalten, da sie einen hohen Stellenwert für eine umfassende Beratung, für Empfehlungen zur Optimierung der häuslichen Versorgungssituation sowie für die individuelle Pflege- und Hilfeplanung haben

Den Empfehlungen des Expertenbeirats wurde entsprechend dem Kabinettsentwurf eines Zweiten Gesetzes zur Stärkung der pflegerischen Versorgung und zur Änderung weiterer Vorschriften (Gesetzesentwurf der Bundesregierung August 2015) gefolgt:

Auszug aus dem Kabinettsentwurf eines Zweiten Gesetzes zur Stärkung der pflegerischen Versorgung und zur Änderung weiterer Vorschriften (Gesetzesentwurf der Bundesregierung August 2015)

Die Berechnung einer Modulbewertung ist entbehrlich, da die Darstellung der qualitativen Ausprägungen bei den einzelnen Kriterien ausreichend ist, um Anhaltspunkte für eine Versorgungs- und Pflegeplanung ableiten zu können

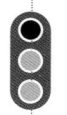

10.4 Mögliche Fehler, deren Konsequenzen und Vorbeugung

Nachfolgend aufgeführte Fehler können zu Missverständnissen in der Begutachtung und damit zu Fehleinschätzungen führen.

darauf sollten Sie achten ...		
Mögliche Fehler ...	**Mögliche Konsequenzen ...**	**Vorbeugung ...**
Die qualitativen Ausprägungen des Hilfebedarfs bei außerhäuslichen Aktivitäten und hinsichtlich der Haushaltsführung werden nicht vollständig, angemessen bzw. aussagekräftig dargelegt.	Anhaltspunkte für die Versorgungs- und Pflegeplanung sind nicht eindeutig erkennbar; es entsteht in der Begutachtung der Eindruck, dass die Fähigkeiten des Hilfe-/Pflegebedürftigen wesentlich höher sind, was nicht der Realität entspricht.	☒ Aussagekräftige und vollständige Darlegung der qualitativen Ausprägungen bei außerhäuslichen Aktivitäten und der Haushaltsführung ☒ Schulung und engmaschige Begleitung der Mitarbeiter ☒ Aussagekräftige Pflegedokumentation ☒ Wirksames Controlling (siehe auch Kapitel 1.3 und 11.1)
Ein weiteres erhebliches Problem bei der Bewertung ist, dass sich der Hilfe-/Pflegebedürftige bei der Begutachtung sehr häufig in seiner besten Tagesform befindet. Kommt dazu ggf. noch ein ausgeprägtes Fassadenverhalten, besteht eine enorme Gefahr von Fehleinschätzungen, insbesondere dann, wenn sich diesbezüglich Ausführungen nicht aussagekräftig innerhalb der Pflegedokumentation finden.	In der Begutachtung entsteht der Eindruck, dass der Hilfe-/Pflegebedürftige über wesentlich höhere Fähigkeiten verfügt, als es in der Realität tatsächlich der Fall ist.	☒ Aussagekräftige und vollständige Darlegung der qualitativen Ausprägungen bei außerhäuslichen Aktivitäten und der Haushaltsführung. ☒ Darlegung des bestehenden Fassadenverhaltens gemäß Kapitel 11.2 ☒ Wenn zudem noch relevant: Darstellung der unterschiedlichen Tagesformen gemäß Kapitel 11.3 ☒ Schulung und engmaschige Begleitung der Mitarbeiter ☒ Aussagekräftige Pflegedokumentation ☒ Wirksames Controlling (siehe auch Kapitel 1.3 und 11.1)

11 Drei Kardinalfehler in der Praxis, die zu Fehleinstufungen führen können

Kommt Ihnen das bekannt vor? (Beispiel aus der Praxis)

Sie betreuen mit Ihrem Team eine demenziell erkrankte Kundin, die unter großer Unruhe leidet. Des Weiteren zeigt die Kundin häufig herausfordernde Verhaltensweisen. Bei guter Tagesform ist sie nach intensiver Motivation noch unter sehr kleinschrittiger Anleitung bei den Waschungen, beim An- und Auskleiden und bei der Nahrungsaufnahme teilweise aktivierbar. Dabei dürfen Sie sie jedoch „keine Sekunde aus den Augen lassen", da sie die richtige Reihenfolge beim Waschen und Ankleiden nicht einhält und sich auch sehr leicht ablenken lässt, so dass sie die Verrichtungen dann oft mittendrin abbricht. Im Rahmen Ihrer aktivierenden Pflege wird es der Kundin dann oftmals „zu viel", so dass sie Sie beschimpft und auch nach Ihnen tritt und versucht, Sie zu schlagen und zu boxen. Daraufhin müssen Sie sehr beruhigend auf sie einwirken, gleichzeitig aber auch entsprechende Motivationsgespräche führen, um die Verrichtungen überhaupt fortführen zu können. Manchmal „flüchtet" sie auch aus dem Badezimmer, was ebenfalls aufwendige Beruhigungs- und Motivationsgespräche erfordert, damit sie überhaupt wieder mit Ihnen zurück ins Bad kommt. Bei der Mund- und Prothesenpflege ist die Kundin völlig unkooperativ und muss erst intensiv davon überzeugt werden, Ihnen überhaupt die Zahnprothese auszuhändigen. Bei schlechter Tagesform versucht sie, Sie dabei in die Finger zu beißen. Die gesamten Verrichtungen sind enorm aufwendig.

Auf Änderungen in der Tagesstruktur reagiert die Kundin völlig überfordert, was sich in Ängsten ausdrückt, dann aber teilweise auch in selbstschädigendes Verhalten (auf den Boden fallen lassen) oder physisch aggressivem Verhalten gegenüber Mitbewohnern, d. h. rempeln und schlagen anderer, umschlägt.

Des Weiteren nimmt die Kundin 1 x täglich an Gruppenveranstaltungen der sozialen Betreuung und Beschäftigung teil. Dem gehen ebenfalls sehr aufwendige Überzeugungs- und Motivationsgespräche voraus.

Auch durch ihren gestörten Tag-Nacht-Rhythmus mit enormen nächtlichen Unruhephasen und daraus resultierendem häufigen unkontrollierten Verlassen des Bettes in der Nacht mit Herumirren im Wohnbereich/Wohnung besteht ein sehr hoher Hilfebedarf.

Sie stellen fest, dass der Pflegebedarf nicht dem derzeitig bestehenden Pflegegrad 2 (Pflegestufe 1) entspricht und beantragen über den Betreuer eine Höherstufung bei der Pflegekasse.

Am Tag der Begutachtung durch den MDK befindet sich die Kundin in ihrer besten Tagesform und ist äußerst kooperativ. Die Kundin wirkt auf Sie wesentlich orientierter, als sie es sonst ist. Auch zeigt sie nicht einmal mehr den Ansatz des ansonsten häufig auftretenden herausfordernden Verhaltens. Zu Ihrem großen Erstaunen kann sie zudem fast alle Aufforderungen durch den Gutachter adäquat umsetzen. Als Sie den bestehenden intensiven Hilfebedarf „diplomatisch" thematisieren, beteiligt sich die Kundin völlig unerwartet am Gespräch und sagt, dass das ja wohl alles Unsinn sei und sie noch sämtliche Dinge selbst könne.

Im Nachgespräch weisen Sie den Gutachter darauf hin, dass durch das Verhalten der Kundin, die sich auch noch in einer so guten Tagesform befand, wie es ansonsten im Alltag noch nie der Fall war, nun ein völlig falscher Eindruck entstanden ist. Sie legen dar, dass unter anderem aufgrund der Beeinträchtigungen der Fähigkeiten/Selbstständigkeit in der Körperpflege, dem An- und Entkleiden und der Nahrungsaufnahme ein zunehmender Hilfebedarf besteht, aus dem durch das herausfordernde Verhalten der Kundin sehr intensive Hilfeleistungen resultieren. Diesbezüglich argumentieren Sie auch mit der häufigen Nichtkooperation der Kundin.

Durch die Pflegedokumentation werden Ihre Aussagen leider nicht vollständig und aussagekräftig belegt.

Nachdem Sie und Ihr Team Ihre Aufgaben als Pflegekräfte in einer optimalen Betreuung und Pflege der Kundin sehen, wollen Sie die Zeit nicht mit unnützer Dokumentation verbringen, sondern umfassend mit Ihren Pflegebedürftigen arbeiten. Daher weist auch die Pflegedokumentation der Kundin an verschiedenen Stellen entsprechende Lücken und Verbesserungspotenziale hinsichtlich der Aussagekraft auf.

Bei der Einsichtnahme in die Pflegedokumentation der Kundin stellt der Gutachter fest:

Die drei Kardinalfehler
> ➤ … dass die Fähigkeiten und Beeinträchtigungen der Kundin kaum aus der Pflegedokumentation hervorgehen,
> ➤ … dass das scheinbar bestehende Fassadenverhalten überhaupt nicht aufgeführt ist,
> ➤ … dass die scheinbar unterschiedlichen Tagesformen nicht nachvollzogen werden können.

Gespannt warten Sie auf das Ergebnis der Begutachtung, was denken Sie, lesen Sie im Bescheid der Pflegekasse?

11.1 Kardinalfehler 1: Unzureichende Darlegung von Fähigkeiten und Beeinträchtigungen in der Pflegedokumentation

Durch die Pflegedokumentation stellen Sie den IST-Zustand des Pflegebedürftigen mit seinen Fähigkeiten, Beeinträchtigungen sowie individuellen Zielen, Wünschen, Bedürfnissen, Gewohnheiten und Abneigungen dar. Bildet sich der Ist-Zustand/Pflegeprozess des Pflegebedürftigen diesbezüglich nicht vollständig und aussagekräftig ab, kann es zu Missverständnissen in der Begutachtung und damit zu Fehleinschätzungen kommen.

Die häufigsten Fehlerquellen in der Pflegedokumentation, deren Konsequenzen und Vorbeugung:

darauf sollten Sie achten …	
Mögliche Fehler …	**Mögliche Konsequenzen …**
Vor- und nachbereitende Maßnahmen werden nicht angemessen dargelegt. **Beispiel:** Ein Pflegebedürftiger verfügt über die Fähigkeit sich zu rasieren, und hat in diesem Bereich auch eine hohe Eigenmotivation; das Laden, Bereitlegen und Reinigen des Rasierapparats muss jedoch durch die Pflegeperson erfolgen. In der Pflegedokumentation ist vermerkt, was auch in dieser Form im Rahmen des Begutachtungsgesprächs kommuniziert wird: „…rasiert sich selbstständig…" d.h. die vor- und nachbereitenden Maßnahmen, die seitens der Pflegeperson durchgeführt werden müssen, sind nicht adäquat dargelegt.	Der Pflegebedürftige wird bei den entsprechenden Items als „selbstständig" eingestuft, obwohl er eigentlich „nur" über „überwiegende Selbständigkeit" verfügt, was sich letztendlich in der Gesamtpunktzahl und damit ggf. auch bei der Angemessenheit der Einstufung in den Pflegegrad niederschlagen wird.
Der Umfang der teilweisen Übernahme wird nicht vollständig, angemessen bzw. aussagekräftig dargelegt. **Beispiel:** Ein Pflegebedürftiger verfügt noch über vereinzelte Fähigkeiten; bei den Verrichtungen muss jedoch ein erheblicher Teil der Handlungsschritte übernommen werden, d.h. der Pflegebedürftige kann sich nur noch gering an der Durchführung der Verrichtungen beteiligen. In der Pflegedokumentation ist jedoch lediglich vermerkt, was auch in dieser Form im Rahmen des Begutachtungsgesprächs kommuniziert wird: „…erfolgt in Form einer teilweisen Übernahme…" d.h. die hohe Intensität bzw. der erhebliche Umfang der teilweisen Übernahme wird nicht differenziert beschrieben, so dass sich die Einschränkungen des Pflegebedürftigen und der daraus resultierende Hilfebedarf nicht adäquat abbilden.	Der Pflegebedürfte wird bei den entsprechenden Items als „überwiegend selbstständig" eingestuft, obwohl er gemäß seiner Einschränkungen in den relevanten Bereichen als „überwiegend unselbständig" einzustufen wäre. Dies wird sich letztendlich in der Gesamtpunktzahl und damit ggf. auch bei der Angemessenheit der Einstufung in den Pflegegrad niederschlagen.

darauf sollten Sie achten …	
Mögliche Fehler …	Mögliche Konsequenzen …
Die Art und Intensität der Anleitung wird nicht vollständig, angemessen bzw. aussagekräftig dargelegt. **Beispiel:** Ein Pflegebedürftiger verfügt noch über vereinzelte Fähigkeiten und kann sich noch teilweise an den Verrichtungen beteiligen; damit diese aber auch adäquat in der richtigen Reihenfolge durchgeführt und zudem konsequent abgeschlossen werden, besteht ständiger Aufforderungsbedarf, der die Pflegeperson zeitlich und örtlich bindet. In der Pflegedokumentation ist vermerkt, was auch in dieser Form im Rahmen des Begutachtungsgesprächs kommuniziert wird: „…erfolgt in Form von Aufforderung/Anleitung…" d. h. die hohe Intensität bzw. der erhebliche Umfang der Anleitung wird nicht differenziert beschrieben, so dass sich die Beeinträchtigungen des Pflegebedürftigen und der daraus resultierende Hilfebedarf nicht adäquat abbilden.	Der Pflegebedürfte wird bei den entsprechenden Items als „überwiegend selbstständig" eingestuft, obwohl er gemäß seiner Einschränkungen in den relevanten Bereichen als „überwiegend unselbständig" einzustufen wäre. Dies wird sich letztendlich in der Gesamtpunktzahl und damit ggf. auch bei der Angemessenheit der Einstufung in den Pflegegrad niederschlagen.
Die Art und Intensität der Beaufsichtigung wird nicht vollständig, angemessen bzw. aussagekräftig dargelegt. **Beispiel:** Ein Pflegebedürftiger verfügt noch über vereinzelte Fähigkeiten und kann sich noch teilweise an den Verrichtungen beteiligen; aufgrund der bestehenden Sicherheitsgefährdungen und da Handlungen nicht in einem sinnvollen Ablauf durchgeführt werden können, besteht der Bedarf einer durchgängigen Beaufsichtigung im Sinne von Durchführungskontrollen und zur Wahrung der Sicherheit. Resultierend aus der Gesamtsituation des Pflegebedürftigen muss dementsprechend ständige und unmittelbare Eingriffsbereitschaft durch die Pflegeperson gewährleistet sein, wodurch diese zeitlich und örtlich gebunden ist. In der Pflegedokumentation ist vermerkt, was auch in dieser Form im Rahmen des Begutachtungsgesprächs kommuniziert wird: „…erfolgt in Form von Beaufsichtigung…" d. h. die hohe Intensität bzw. der erhebliche Umfang der Beaufsichtigung wird nicht differenziert beschrieben, so dass sich die Beeinträchtigungen des Pflegebedürftigen und der daraus resultierende Hilfebedarf nicht adäquat abbilden.	Der Pflegebedürfte wird bei den entsprechenden Items als „überwiegend selbstständig" eingestuft, obwohl er gemäß seiner Einschränkungen in den relevanten Bereichen als „überwiegend unselbständig" einzustufen wäre. Dies wird sich letztendlich in der Gesamtpunktzahl und damit ggf. auch bei der Angemessenheit der Einstufung in den Pflegegrad niederschlagen.

Präsentiert sich der Pflegebedürftige nun auch noch in seiner besten Tagesform, was in Begutachtungen oftmals der Fall ist, und verfügt er ggf. auch noch über ausgeprägtes Fassadenverhalten, werden sich die Missverständnisse noch verstärken, so dass das Risiko der Fehleinstufung/Einstufung in einen unangemessenen Pflegegrad durch Dokumentationsfehler und missverständlichen Argumentationen im Begutachtungsgespräch zunehmend wächst!

Eine aussagekräftige Pflegedokumentation definiert sich nicht durch Quantität, sondern durch Qualität!

Wichtige Vorbeugungsmaßnahmen … der erste Schritt liegt bei Ihnen …

- Beugen Sie diesen Fehlern, wie unter anderem auch in Kapitel 2.4 beschrieben, konsequent und systematisch vor! Beachten Sie diesbezüglich auch die Ausführungen unter den Kapiteln 4 – 10 und das Vorgehen unter Kapitel 13.

- Schulen Sie Ihre Mitarbeiter bezüglich der angemessenen Darlegung der Beeinträchtigungen der Selbstständigkeit und der Fähigkeiten in der Pflegedokumentation sowie hinsichtlich einer überzeugenden und plausiblen Argumentation im Gespräch mit den Begutachtungsinstanzen; orientieren Sie sich dabei unter anderem an den Ausführungen in Kapitel 14.2.

- Beschreiben Sie Beeinträchtigungen von Fähigkeiten bzw. der Selbstständigkeit in der Sprache des NBA gemäß der Kapitel 2.4 sowie 4 – 10.

- Integrieren Sie die Formulierungen aussagekräftig in die individuellen Pflege- und Betreuungsprozesse Ihrer Kunden

- Implementieren Sie ein wirksames Controlling.

- Bereiten Sie sich sogfältig auf Begutachtungen vor.

11.2 Kardinalfehler 2: Unzureichende Darlegung von Fassadenverhalten

Ihr Kunde wirkt bei der Begutachtung viel orientierter als er ist und verleugnet seine eigenen Beeinträchtigungen. Wenn das Fassadenverhalten dann nicht eindeutig aus der Pflegedokumentation hervorgeht, besteht die große Gefahr, dass der Gutachter Ihre Ausführungen – die ja den Angaben des Pflegebedürftigen widersprechen – als unplausibel bewerten könnte.

Beachten Sie Folgendes:

- Informieren Sie den Gutachter bereits immer **im Vorgespräch** über das bestehende Fassadenverhalten; erfolgt dies erst im Nachgespräch, befinden Sie sich in der Regel in einer Rechtfertigungsposition, d. h. Sie versuchen, einen bereits gewonnenen Eindruck zu widerlegen; dies ist die schlechteste Ausgangsbasis überzeugender Argumentationen.

- Weisen Sie das Fassadenverhalten lückenlos und aussagekräftig in der Pflegedokumentation nach.

Formulierungsbeispiele:

> verfügt über ein ausgeprägtes Fassadenverhalten; wirkt bei der ersten Kontaktaufnahme in vertrauter Umgebung sehr unauffällig und wesentlich orientierter als er ist, so dass die Beeinträchtigungen der Selbstständigkeit bzw. der Fähigkeiten nicht deutlich werden

> kann seine Beeinträchtigungen nicht annehmen; verfügt über ein ausgeprägtes Fassadenverhalten, mit dem er sehr überzeugend bestehende Einschränkungen überspielen kann; so dass diese häufig, insbesondere in Gesprächen, nicht deutlich werden

> leidet unter einem sehr starken Schamgefühl, so dass trotz uneingeschränkter kognitiver Fähigkeiten, keine realistische Schilderungen der Beeinträchtigungen durch den Pflegebedürftigen selbst erfolgen, verfügt über ein ausgeprägtes Fassadenverhalten

11.3 Kardinalfehler 3: Unzureichende Darlegung von unterschiedlichen Tagesformen

Es ist ein Phänomen, dass sich die meisten Pflegebedürftigen während einer Begutachtung in der Regel in ihrer besten Tagesform befinden und das Bestehen unterschiedlicher Tagesformen erst gar nicht deutlich wird. Auch kann es passieren, dass die Pflegebedürftigen während der Begutachtung ggf. „Dinge" können, die sie ansonsten auch unter intensivsten Aufforderungen durch die Pflegeperson bisher nicht umgesetzt haben.

Bilden sich diese unterschiedlichen Tagesformen inklusive deren Auswirkungen dann nicht eindeutig in der Pflegedokumentation ab, besteht die große Gefahr, dass der Gutachter Ihre Ausführungen – die bei der Begutachtung des Pflegebedürftigen selbst nicht den eigenen Eindrücken entsprechen – als unplausibel bewerten könnte.

Innerhalb der aktuellen Quellen gibt es noch keine konkreten Aussagen dazu, wie bei Vorliegen unterschiedlicher Tagesformen innerhalb der Bewertung verfahren wird, ausgenommen sie sind beim jeweiligen Modul spezifisch benannt. Es ist davon auszugehen, dass entsprechende Festlegungen in die neuen Begutachtungsrichtlinien integriert werden. Dabei kann vermutet werden, dass der Umgang mit unterschiedlichen Tagesformen ähnlich der alten Begutachtungsrichtlinien erfolgen wird.

Darin ist geregelt:

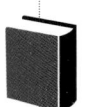

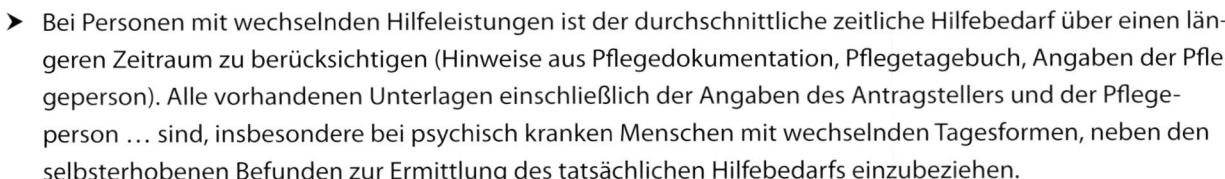

Auszug aus den „alten Begutachtungsrichtlinien":
„Richtlinien des GKV-Spitzenverbandes zur Begutachtung von Pflegebedürftigkeit nach dem XI. Buch des Sozialgesetzbuches" (August 2013)

> Bei Personen mit wechselnden Hilfeleistungen ist der durchschnittliche zeitliche Hilfebedarf über einen längeren Zeitraum zu berücksichtigen (Hinweise aus Pflegedokumentation, Pflegetagebuch, Angaben der Pflegeperson). Alle vorhandenen Unterlagen einschließlich der Angaben des Antragstellers und der Pflegeperson … sind, insbesondere bei psychisch kranken Menschen mit wechselnden Tagesformen, neben den selbsterhobenen Befunden zur Ermittlung des tatsächlichen Hilfebedarfs einzubeziehen.

Im NBA ist zwar der zeitliche Hilfebedarf nicht mehr von Relevanz, aber die Darlegung der unterschiedlichen Tagesformen kann ausschlaggebend dafür sein, ob ein Pflegebedürftiger in den relevanten Modul-Items als z. B. überwiegend selbstständig oder überwiegend unselbstständig bzw. unselbstständig bewertet wird. D. h. wenn sich der Kunde in der Begutachtung in Bezug auf seine Fähigkeiten aufgrund seiner besten Tagesform als überwiegend selbstständig zeigt, er aber in der Regel zu 90 % im Alltag nur über Fähigkeiten entsprechend einer überwiegenden Unselbstständigkeit verfügt, ist eine entsprechende Nachweisführung zur Vermeidung von Fehleinschätzungen enorm wichtig.

Bei der Darlegung unterschiedlicher Tagesformen kann konform zur Darlegung der Häufigkeiten bei den relevanten NBA-Modulen vorgegangen werden. Dies betrifft:

> Modul 3: Verhaltensweisen und psychische Problemlagen (Kapitel 6; Abschnitt 6.4) und

> Modul 5: Umgang mit krankheits- und therapiebedingten Anforderungen (Kapitel 8 Abschnitt 8.4).

Darstellungsbeispiele unterschiedlicher Tagesformen in der Pflegedokumentation

Sie sollten auch hier „endlose Berichtseinträge" zur Darlegung unterschiedlicher Tagesformen vermeiden. Im Sinne einer redundanten Pflegedokumentation wird der Pflegebericht insbesondere zur Darlegung von Besonderheiten, Abweichungen vom „Normalen" usw. genutzt. Leidet ein Pflegebedürftiger unter verschiedenen Tagesformen, handelt es sich nicht um Besonderheiten, sondern um seinen „normalen Ist-Zustand". Dokumentieren Sie dies nun im Pflegebericht, würden sich die Eintragungen, die sich auch noch ständig wiederholen werden, im „Gesamtgeschehen" verlieren, so dass Sie trotz erheblichem Schreibaufwand kein konkretes Ergebnis vorhalten können.

Mit einer Kombination aus Informationssammlung, Pflegebericht und Leistungsnachweis bzw. einer separaten Nachweisführung über einen definierten Zeitraum sparen Sie sehr viel Zeit und können die verschiedenen Tagesformen eindeutig nachweisen!

Es gibt unterschiedliche Möglichkeiten, die verschiedenen Tagesformen aussagekräftig zu belegen, was unter anderem auch von der Art Ihres Dokumentationssystems bzw. Modells, d. h. beispielsweise AEDL's oder SIS, abhängt:

Variante 1: Sie integrieren die Darlegung der unterschiedlichen Tagesformen dauerhaft in den Leistungsnachweis der betreffenden Pflegebedürftigen; d.h. für eine Verrichtung stellen Sie die verschiedenen Varianten/Tagesformen dar und die Mitarbeiter bestätigen die am jeweiligen Tag entsprechend relevante Verrichtung/Tagesform, was langfristig gesehen allerdings relativ aufwendig und von zahlreichen EDV-Pflegedokumentationssystemen nicht geleistet werden kann. Diese Variante ist auch nur im Rahmen der herkömmlichen Dokumentationsform, z.B. anhand AEDL's, anwendbar.

Variante 2: Wenn Sie über ein EDV-Pflegedokumentationssystem verfügen, haben Sie in der Regel die Möglichkeit, verschiedene Berichtskategorien/Berichtsthemenkataloge einzurichten. Sie integrieren in den Themenkatalog entweder übergeordnet die unterschiedlichen Tagesformen oder zu jeder einzelnen Verrichtung, in der sich unterschiedliche Tagesformen zeigen; vor der Begutachtung können Sie dann nach Filterung die Häufigkeiten der Wechsel der Tagesformen auszählen, darlegen und konkret nachweisen.

Variante 3: Sie führen über einen definierten Zeitraum, z.B. ein bis drei Monate, eine Erfassung der Häufigkeiten durch und werten zum Nachweis am Ende des/jeden Monats die durchschnittliche Häufigkeit aus. Dies kann sich wie folgt darstellen:

Darstellung am Beispiel Modul 4 – 4.1 Vorderen Oberkörper waschen

Handzeichen zur jeweiligen Tagesform setzen: usw. über 1 – 3 Monate

	1.	2.	3.	4.	5.	6.	7.
Waschen des vorderen OK: nach Vorbereitung der Utensilien (V/N) und nach punktueller Aufforderung (A) selbstständig *(gute Tagesform)* – entspricht: *überwiegend selbstständig*							
Waschen des vorderen OK: nach Vorbereitung der Utensilien (V/N) unter ständigen Aufforderungen (A), aufgrund Antriebsminderung und Schwäche nur Gesicht und Hände möglich; Rest durch Pflegeperson (tÜ) *(mittlere Tagesform)* – entspricht: *überwiegend unselbstständig*							
Waschen des vorderen OK: aufgrund starker Antriebsminderung und Schwäche keine Beteiligung möglich; vollständige Übernahme durch die Pflegeperson (vÜ) *(schlechte Tagesform)* – entspricht: *unselbstständig*							

→ Am Monatsende verschiedene Tagesformen auswerten und Häufigkeit damit belegen!

Ergebnis Fähigkeiten/Beeinträchtigungen beim Waschen des vorderen Oberköpers:
Monat:
überwiegend selbstständig: _____ x – entspricht _____ % an der Verrichtung
überwiegend unselbstständig: _____ x – entspricht _____ % an der Verrichtung
unselbstständig: _____ x – entspricht _____ % an der Verrichtung

12 Das Bewertungssystem

12.1 Gesamtbewertungssystem

Die Berechnung des für die Zuordnung zu einem Pflegegrad relevanten Gesamtpunkts erfolgt mithlfe einer mehrschrittigen Berechnungsfolge auf Basis einer pflegefachlich begründeten Bewertungssystematik. Wesentlich ist dabei die Umrechnung der Summe der Punkte für die Einzelpunkte in gewichtete Punkte.

Eine Besonderheit besteht bei der Ermittlung des gewichteten Punktes für die Module 2 und 3; hier gehen nicht die Summen der Einzelpunkte in den einzelnen Bereichen, sondern nur der jeweils höchste Punkt aus Bereich 2 oder 3 in die Bewertung ein.

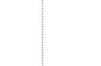

Module		Gewich-tung	0 Keine	1 Geringe	2 Erhebliche	3 Schwere	4 Schwerste	
1	Mobilität	10 %	0 – 1	2 – 3	4 – 5	6 – 9	10 – 15	Summe der Punkte im Modul 1
			0	2,5	5	7,5	10	**Gewichtete Punkte im Modul 1**
2	Kognitive und kommunikative Fähigkeiten	15 %	0 – 1	2 – 5	6 – 10	11 – 16	17 – 33	Summe der Punkte im Modul 2
3	Verhaltensweisen und psychische Problemlagen		0	1 – 2	3 – 4	5 – 6	7 – 65	Summe der Punkte im Modul 3
	Höchster Wert aus Modul 2 oder Modul 3		0	3,75	7,5	11,25	15	**Gewichtete Punkte für die Module 2 und 3**
4	Selbstversorgung	40 %	0 – 2	3 – 7	8 – 18	19 – 36	37 – 60	Summe der Punkte im Modul 4
			0	10	20	30	40	**Gewichtete Punkte im Modul 4**
5	Bewältigung von und selbständiger Umgang mit krankheits- und therapiebedingten Anforderungen	20 %	0	1	2 – 3	4 – 5	6 – 15	Summe der Punkte im Modul 5
			0	5	10	15	20	**Gewichtete Punkte im Modul 5**
6	Gestaltung des Alltagslebens und soziale Kontakte	15 %	0	1 – 3	4 – 6	7 – 11	12 – 18	Summe der Punkte im Modul 6
			0	3,75	7,5	11,25	15	**Gewichtete Punkte im Modul 6**
7	Außerhäusliche Aktivitäten		Die Berechnung einer Modulbewertung ist entbehrlich, da die Darstellung der qualitativen Ausprägungen bei den einzelnen Kriterien ausreichend ist, um Anhaltspunkte für eine Versorgungs- und Pflegeplanung ableiten zu können.					
8	Haushalts-führung							

Quelle: BGM, Kabinettsentwurf eines Zweiten Pflegestärkungsgesetzes, August 2015

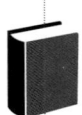

Aus den gewichteten Punkten wird der Gesamtpunkt auf einer Skala von 0 bis 100 errechnet und ergibt dann gemäß § 15 SGB XI den jeweiligen Pflegegrad. Dies gestaltet sich wie folgt:

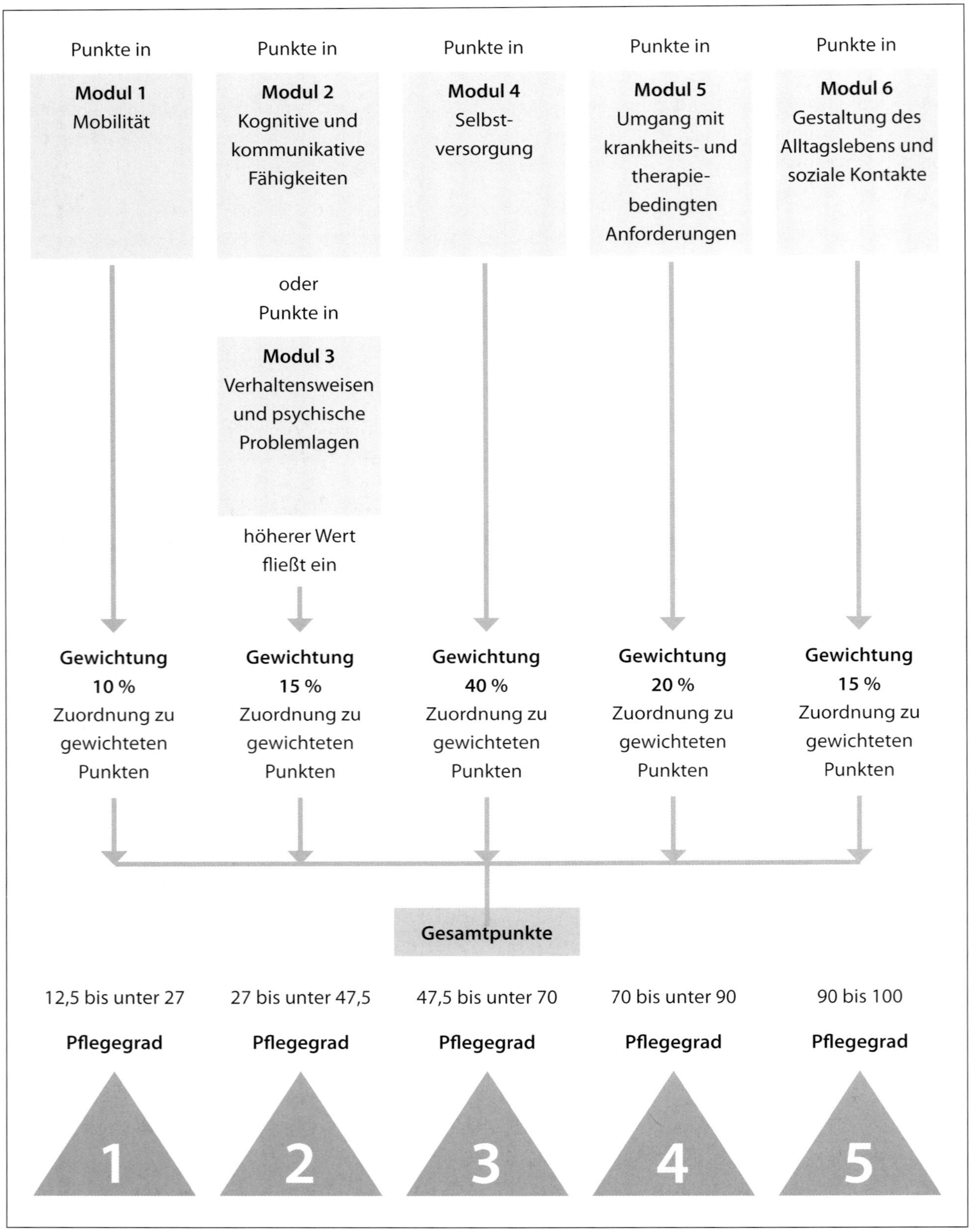

Punkte in

Modul 1
Mobilität

Punkte in

Modul 2
Kognitive und kommunikative Fähigkeiten

oder
Punkte in

Modul 3
Verhaltensweisen und psychische Problemlagen

höherer Wert fließt ein

Punkte in

Modul 4
Selbst-versorgung

Punkte in

Modul 5
Umgang mit krankheits- und therapie-bedingten Anforderungen

Punkte in

Modul 6
Gestaltung des Alltagslebens und soziale Kontakte

Gewichtung
10 %
Zuordnung zu gewichteten Punkten

Gewichtung
15 %
Zuordnung zu gewichteten Punkten

Gewichtung
40 %
Zuordnung zu gewichteten Punkten

Gewichtung
20 %
Zuordnung zu gewichteten Punkten

Gewichtung
15 %
Zuordnung zu gewichteten Punkten

Gesamtpunkte

12,5 bis unter 27

Pflegegrad

1

27 bis unter 47,5

Pflegegrad

2

47,5 bis unter 70

Pflegegrad

3

70 bis unter 90

Pflegegrad

4

90 bis 100

Pflegegrad

5

12.2 Pflegegrad 5 und besondere Bedarfskonstellationen

Es ist vorgesehen, dass Pflegebedürftige mit besonderen Bedarfskonstellationen auch dem Pflegegrad 5 zugeordnet werden können, selbst wenn ihre Gesamtpunkte unter 90 liegen.

... aus dem Kabinettsentwurf eines Zweiten Pflegestärkungsgesetzes – Gesetzesentwurf der Bundesregierung –

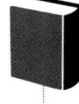

Neue Definition:

§ 15 SGB XI – Ermittlung des Grades der Pflegebedürftigkeit, Begutachtungsinstrument

...

(4) Pflegebedürftige mit besonderen Bedarfskonstellationen, die einen spezifischen, außergewöhnlich hohen Hilfebedarf mit besonderen Anforderungen an die pflegerische Versorgung aufweisen, können aus pflegefachlichen Gründen dem Pflegegrad 5 zugeordnet werden, auch wenn ihre Gesamtpunkte unter 90 liegen. Der Spitzenverband Bund der Pflegekassen konkretisiert in den Richtlinien nach § 17 Absatz 1 die pflegefachlich begründeten Voraussetzungen für solche besonderen Bedarfskonstellationen. ...

Im Rahmen der Ausgestaltung des Pflegegrades 5 stehen u. a. folgende Bedarfskonstellationen zur Diskussion, die auch unter 90 Punkten zu einer Zuordnung in den Pflegegrad 5 führen könnten:

Auszug aus dem Bericht des Expertenbeirats zur konkreten Ausgestaltung des neuen Pflegebedürftigkeitsbegriffs (27. Juni 2013) – Bericht der AG 2 Team 1 – Ausgestaltung des Pflegegrades 5 – als Anlage zum Bericht des Expertenbeirats

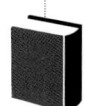

1. Gebrauchsunfähigkeit der Arme und Beine:
Eine Bedarfskonstellation ergibt sich aus der Gebrauchsunfähigkeit der Arme und Beine. Das Kriterium der „Gebrauchsunfähigkeit der Arme und Beine" umfasst nicht zwingend die Bewegungsunfähigkeit der Arme und Beine, sondern auch den vollständigen Verlust der Greif-, Steh- und Gehfunktionen. Es ist nicht nur bei Lähmungen aller Extremitäten erfüllt, sondern kann auch bei hochgradigen Kontrakturen, rheumatischen Versteifungen, hochgradigem Tremor und Rigor bei Parkinson oder Athetose bei Chorea Huntington (Veitstanz) gegeben sein. Das Kriterium lässt sich im Rahmen der Befunderhebung sicher identifizieren ...

2. Ausgeprägte motorische Verhaltensauffälligkeiten mit Selbst- oder Fremdgefährdung:
Diese Bedarfskonstellation tritt bei Menschen mit hochgradig kognitiven Einschränkungen aber erhaltener Mobilität und motorischer Unruhe oder anderen extremen Verhaltensauffälligkeiten auf, die einen hohen personellen Aufwand verursachen. Die ausgeprägten motorischen Verhaltensauffälligkeiten mit Selbst- oder Fremdgefährdung lassen sich als Kriterium für diese Bedarfskonstellation bei der Befunderhebung identifizieren. Bei der Befunderhebung sind allerdings Tagesschwankungen zu bedenken, so dass die Operationalisierung dieses Items einer weiteren Klarstellung bedarf. Da dieses Kriterium auch in niedrigeren Bedarfsgraden vorkommen kann, ist zudem eine Abgrenzung zu den im Modul 3 abgefragten Verhaltensauffälligkeiten erforderlich. Gemeint sind Personen mit einem besonderen intensiven Beaufsichtigungs- und Betreuungsbedarf rund um die Uhr, die nicht nur ständige Präsenz in Rufnähe benötigen, sondern häufig ein unplanbares Eingreifen tagsüber und nachts erforderlich machen. Die ständige personelle Einsatzbereitschaft zur Abwendung unmittelbarer Gefährdung muss rund um die Uhr notwendig sein.

Fazit: Die pflegefachlich begründeten Voraussetzungen für besondere Bedarfskonstellationen, die dem Pflegegrad 5 zugeordnet werden, auch wenn ihre Gesamtpunkte unter 90 liegen, werden erst abschließend mit Verabschiedung bzw. Veröffentlichung der neuen Begutachtungsrichtlinien eindeutig definiert sein.

13   Integration in den Pflegeprozess

13.1 Zuordnung des NBA zur SIS

Bei der Integration des NBA in die SIS kommt Ihnen der fast identische Aufbau von SIS und NBA zugute:

Themenfelder SIS	Module NBA
Themenfeld 1: Kognition und Kommunikation	**Modul 2** – Kognitive und kommunikative Fähigkeiten **Modul 3** – Verhaltensweisen und psychische Problemlagen *(wenn relevant)*
Themenfeld 2: Mobilität und Bewegung	**Modul 1** – Mobilität
Themenfeld 3: Krankheitsbezogene Anforderungen und Belastungen	**Modul 5** – Umgang mit krankheits-/therapiebedingten Anforderungen und Belastungen
Themenfeld 4: Selbstversorgung	**Modul 4** – Selbstversorgung
Themenfeld 5: Leben in sozialen Beziehungen	**Modul 6** – Gestaltung des Alltagslebens und soziale Kontakte **Modul 7** – Außerhäusliche Aktivitäten
Themenfeld 6: Wohnen/Häuslichkeit (stationär) Haushaltsführung (ambulant)	**Modul 8** – Haushaltsführung

13.2 Zuordnung des NBA zu den AEDL's

Bei der Integration in die AEDL's ist es erforderlich, dass Sie die einzelnen Unterpunkte der NBA-Module auf die jeweilig zutreffenden AEDL's aufteilen

AEDL's	Module NBA
AEDL 1 – Kommunizieren	**Modul 2** – Kognitive und kommunikative Fähigkeiten **Modul 3** – Verhaltensweisen und psychische Problemlagen *(wenn relevant)*
AEDL 2 – Sich bewegen	**Modul 1** – Mobilität
AEDL 3 – Vitale Funktionen des Lebens aufrechterhalten	**Modul 5** – Umgang mit krankheits-/therapiebedingten Anforderungen und Belastungen
AEDL 4 – Sich pflegen	**Modul 4** – Selbstversorgung
AEDL 5 – Essen und Trinken	**Modul 4** – Selbstversorgung
AEDL 6 – Ausscheiden	**Modul 4** – Selbstversorgung
AEDL 7 – Sich kleiden	**Modul 4** – Selbstversorgung
AEDL 8 – Ruhen und Schlafen	**Modul 6** – Gestaltung des Alltagslebens und soziale Kontakte (6.2 Ruhen und Schlafen)
AEDL 9 – Sich beschäftigen	**Modul 6** – Gestaltung des Alltagslebens und soziale Kontakte
AEDL 10 – Sich als Mann oder Frau fühlen und verhalten	*keine konkrete Zuordnung – nur bei herausfordernden Verhaltensweisen ggf.:* **Modul 3** – Verhaltensweisen und psychische Problemlagen (3.12 Sozial inadäquate Verhaltensweisen)
AEDL 11 – Für eine sichere Umgebung sorgen	**Modul 2** – Kognitive und kommunikative Fähigkeiten **Modul 3** – Verhaltensweisen und psychische Problemlagen (wenn relevant)
AEDL 12 – Soziale Bereiche des Lebens sichern	**Modul 6** – Gestaltung des Alltagslebens und soziale Kontakte **Modul 7** – Außerhäusliche Aktivitäten
AEDL 13 – Mit existentiellen Erfahrungen des Lebens umgehen	*keine konkrete Zuordnung*

13.3 Vorgehen bei der Integration in SIS bzw. AEDL's

Um angemessene Pflegegrade sicherzustellen, d.h. Missverständnisse in Begutachtungen, die zu Fehleinschätzungen führen können, zu vermeiden, sollten Sie die Fähigkeiten und Beeinträchtigungen entsprechend den Inhalten der einzelnen NBA-Module systematisch in die Pflege- und Betreuungsprozesse Ihrer Kunden integrieren. Dabei sollten Sie auch unbedingt beachten, dass im NBA auch solche Verrichtungen bewertet werden, die der Pflegebedürftige ggf. gar nicht (mehr) durchführt (z. B. Treppensteigen).

Dringend zu beachten ist, dass ein handlungsleitender individueller Pflege- und Betreuungsprozess, orientiert an den Zielen, Bedürfnissen, Wünschen, Gewohnheiten und Abneigungen des Pflegebedürftigen, „MEHR" ist, als die alleinige Darlegung der Fähigkeiten und Beeinträchtigungen der Selbstständigkeiten zu den NBA-Modulen. Würde der Pflege- und Betreuungsprozess „nur" die NBA-Module abbilden, wäre dieser als „abrechnungsorientiert" zu bezeichnen. Daher sind die NBA-Module ausschließlich in den Gesamtprozess zu integrieren.

Dabei gehen Sie wie folgt vor:

Schritt 1 – Anpassung Ihres Pflegekonzepts und Ihrer Regelung zur Pflegedokumentation/zum Pflegeprozess:

➤ Sie treffen eine Zuordnung der NBA Module zu den jeweiligen Themenfeldern bzw. AEDL's und ergänzen die Ausführungen in Ihrem Pflegekonzept um die Inhalte der relevanten NBA Module bzw. NBA Modulunterpunkte

➤ Sie legen fest, in welcher Form und in welchem Prozessschritt die NBA-Inhalte einfließen, beispielsweise wie folgt:

In SiS:

Variante 1: Sie integrieren sämtliche NBA relevanten Punkte in die jeweiligen Themenfelder, d. h. Sie hinterfragen im Rahmen Ihrer personenzentrierten strukturierten Informationssammlung die Ziele Ihres Kunden und erweitern die SIS-Themenfelder um konkrete Aussagen zu den Fähigkeiten und Beeinträchtigungen der Selbstständigkeiten gemäß NBA. Allerdings weichen Sie bei diesem Vorgehen etwas von der grundsätzlichen methodischen Ausrichtung der Bearbeitung der SIS-Themenfelder ab. Sie haben damit aber den Vorteil, den Ist-Zustand Ihres Kunden unter Berücksichtigung seiner Fähigkeiten und den Beeinträchtigungen seiner Selbstständigkeiten übersichtlich, komplett und strukturiert abgebildet zu haben, die Themenfelder selbst würden sich in dieser Form jedoch vereinzelt erweitern

Variante 2: Sie integrieren sämtliche NBA-relevanten Punkte in den Maßnahmenplan. Bei der Formulierung der Maßnahmen berücksichtigen Sie „die Sprache des NBA" gemäß den vorangegangenen Kapiteln. Über die Maßnahmenformulierungen stellen Sie die Fähigkeiten und Beeinträchtigungen der Selbstständigkeiten gemäß NBA differenziert dar. Dabei ist allerdings zu bedenken, dass sich die Fähigkeiten und Beeinträchtigungen des Pflegebedürftigen dann ohne Anlehnung an die NBA-Struktur im Maßnahmenplan sammeln. Nachdem dies bei der Darlegung von Maßnahmen in Form einer Tagesstrukturierung weniger übersichtlich ist als bei Variante 1, empfiehlt es sich, die Transparenz dadurch zu optimieren, dass Sie Ihren Maßnahmenplan um eine „NBA-Zuordnungs- und Bewertungsspalte" erweitern. D. h. Sie beschreiben beispielsweise die Maßnahme „Toilettengang" und kennzeichnen in einer zusätzlichen Spalte in Form einer Cross-Referenz, dass es sich dabei um das NBA Modul „4.10 Benutzen einer Toilette oder eines Toilettenstuhls" handelt und fügen die Bewertung, z. B. „überwiegend unselbstständig", bei. Ihre Maßnahmenformulierung muss dabei konform mit den Bewertungsdefinitionen gehen. Wie Sie dies sicherstellen, ist differenziert unter den Kapiteln 2 – 11 dargelegt. Falls

Sie per EDV dokumentieren, sollten Sie prüfen, inwieweit sich diese Zuordnung in Ihren EDV-Maßnahmenplan integrieren lässt.

Variante 3: Sie nutzen ein separates Formular, angelehnt an das NBA-Gutachten mit zusätzlicher Ergänzung der Beschreibungen zur Darlegung der Fähigkeiten und Beeinträchtigungen der Selbstständigkeiten Ihrer Kunden; hier besteht allerdings die Gefahr von Doppeldokumentationen, was nicht im Sinne einer verschlankten Pflegedokumentation ist

In AEDL's:

Sie integrieren das NBA in die Pflegeanamnese und stellen zugeordnet zu den jeweiligen AEDL's die Fähigkeiten und Beeinträchtigungen der Selbstständigkeiten der NBA-Module bzw. NBA-Unterpunkte differenziert dar, so dass sich gemäß Ausrichtung des einzelnen AEDL's der Ist-Zustand des Pflegebedürftigen aussagekräftig und vollständig unter Berücksichtigung sämtlicher Fähigkeiten, Beeinträchtigungen, Wünsche, Bedürfnisse, Gewohnheiten und Abneigungen abbildet. Nachteil zur SIS ist, dass Sie die Unterpunkte eines NBA-Moduls teilweise auf mehrere AEDL's aufteilen müssen. Die Formulierungen können Sie auch, wenn zutreffend, bei der Ausformulierung der Ressourcen und Probleme sowie der Zielfestlegungen nutzen. Nachdem Sie den Ist-Zustand bereits differenziert in der Pflegeanamnese dargelegt haben, reicht es dann aus, die Maßnahmen ausschließlich beigefügt mit den jeweiligen Formen der Hilfe (siehe Kapitel 2.4) zu beschreiben

➤ In Ihrem Pflegekonzept bzw. Ihren Regelungen zur Pflegedokumentation/zum Pflegeprozess integrieren Sie dann oben aufgeführte Festlegungen in Form einer konkreten Handlungsanleitung für Ihre Mitarbeiter (siehe Schritt 2)

Schritt 2 – Überarbeitung der Regelungen und Formulare:

Passen Sie nun Ihre Regelungen und Formulare an:

➤ Pflegekonzept,

➤ Regelung zur Pflegedokumentation/zum Pflegeprozess (Verfahrensanweisungen, Standards),

➤ Formulare (z. B. AEDL-Pflegeanamnese; SIS-Maßnahmenplan usw.).

Schritt 3 – Schulung und engmaschige Begleitung der Mitarbeiter:

Damit sich die relevanten NBA Aspekte aussagekräftig in den Pflegedokumentationssystemen abbilden und somit die Grundlagen für angemessene Pflegegrade geschaffen sind, müssen Ihre Mitarbeiter systematisch geschult werden (siehe Kapitel 14.2). Eine aussagekräftige Pflegedokumentation, deren erfolgreiche Lenkung und damit auch die Wirksamkeit des Pflegeprozesses sind vom gesamten Team abhängig. Daher sollten Sie bei den Schulungen neben den Fachkräften auch Helfer systematisch einbeziehen.

Schritt 4 – Einarbeitung der Inhalte in die individuellen Pflege- und Betreuungsprozesse der Kunden:

Gemäß Ihren Festlegungen erfolgt nun auf der Grundlage Ihrer angepassten Regelungen und Formulare

➤ eine systematische Integration der Inhalte in die individuellen Pflegeprozesse Ihrer Kunden

➤ eine systematische Evaluationen der Wirksamkeit der Umsetzung, z. B. in Form von Pflege- und Dokumentationsvisiten; internen Audits, Auswertungen von Begutachtungsverläufen und Begutachtungsergebnissen (siehe Kapitel 14.2)

14   Integration in das Gesamtsystem

14.1 NBA-Projektmanagement – Übersicht

Lenken Sie Ihr Projekt orientiert am **PDCA-Zyklus** gemäß der dargelegten Strategie unter Kapitel 1.3

plan
➤ Planen Sie das NBA-Projekt unter Berücksichtigung aller relevanten Schritte
➤ Legen Sie konkrete Ziele und Erfolgsparameter fest
➤ Lenken Sie die Erreichung der Ziele über ein systematisches Maßnahmenmanagement

act
➤ Legen Sie Strategien und Maßnahmen fest, um den erreichten Erfolg nachhaltig aufrechtzuerhalten bzw.
➤ leiten Sie auf der Grundlage der Auswertungsergebnisse weitere Verbesserungsmaßnahmen ein

Neue Pflegegrade 1 – 5

do
➤ Setzen Sie die Maßnahmen konform zur Planung um
➤ Beziehen Sie Ihre Mitarbeiter dabei aktiv ein
➤ Unterstützen Sie Ihre Mitarbeiter durch praktische Begleitungen

check
➤ Bewerten Sie die Zielerreichung Ihres Projekts anhand der vorab festgelegten Erfolgsindikatoren
➤ Nutzen Sie dazu geeignete Controlling-Instrumente (z. B. Pflegevisiten, Dokumentationsvisiten, Interne Audits, Auswertungen von Begutachtungsverläufen und Begutachtungsergebnissen usw.)

14.2 NBA-Projektmanagement – Einzelschritte

Berücksichtigen Sie in Ihrem Projekt folgende Themen:

> **Rahmenbedingungen sicherstellen**
> die Reihenfolge nachfolgender Aufgaben wird den einrichtungsinternen Gegebenheiten
> und Bedürfnissen angepasst, kann aber auch überlappend erfolgen

Konzeptionen, Regelungen und Formulare anpassen, ergänzen bzw. erarbeiten

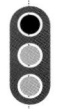

Integrieren Sie die Anforderungen des NBA in Ihre Regelungen und Formulare auf der Basis Ihrer Entscheidungen, in welcher Form Fähigkeiten und Beeinträchtigungen der Selbstständigkeiten gemäß NBA in Ihr Dokumentationssystem einfließen sollen (siehe Kapitel 13.3)

➤ Überarbeitung der Konzeptionen (Pflege und wenn relevant Soziale Betreuung und Beschäftigung)

➤ Überarbeitung der Regelung/Verfahrensanweisung zur Pflegedokumentation und zum Pflegeprozess bzw. sozialem Betreuungs- und Beschäftigungsprozess inklusive ggf. begleitender Standards

➤ wenn relevant, Überarbeitung der eingesetzten Formulare innerhalb der Pflege- und Betreuungsdokumentation

➤ Erarbeitung einer Verfahrensanweisung zum Einstufungsmanagement in Pflegegrade

Beziehen Sie dabei Ihre Mitarbeiter, z. B. durch Qualitätszirkel, aktiv ein

Beauftragten bzw. Prozessverantwortlichen benennen

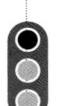

Um eine hohe Wirksamkeit des Prozesses und damit auch ein optimales Einstufungsmanagement in Pflegegrade sicherzustellen, empfiehlt es sich, einen einrichtungsinternen Beauftragten bzw. Prozessverantwortlichen festzulegen. Dies kann sich wie folgt gestalten:

➤ einen Beauftragten für die gesamte Einrichtung und/oder

➤ je Wohnbereich bzw. Tour

Die Beauftragung kann sich über folgende Aufgaben erstrecken:

☑ Bewertung und Kontrolle der korrekten Umsetzung des Prozesses und sämtlicher Maßnahmen zum Einstufungsmanagement

☑ Information und Beratung ausführender Mitarbeiter bei allen Fragen des Einstufungsmanagements in Pflegegrade und den daraus resultierenden einrichtungsintern festgelegten Anforderungen

☑ Anleitung und Unterstützung der Mitarbeiter bei der Integration der NBA-Inhalte in die Pflegeprozesse der Kunden

☑ Unterstützung und Begleitung der Mitarbeiter bei der Vorbereitung auf Begutachtungen

☑ Unterstützung und Begleitung der Mitarbeiter bei der Durchführung von Begutachtungen

☑ Unterstützung und Begleitung der Mitarbeiter bei der Nachbearbeitung und Reflexion von Begutachtungen und nach Bedarf bei der Einleitung und Durchführung von Folgemaßnahmen

☑ Organisation und ggf. Durchführung interner Fortbildungen und Anleitungen

☑ Mitwirkung bzw. Durchführung von Controllingaktivitäten mit dem Schwerpunkt der Bewertung der Wirksamkeit des Einstufungsmanagements in Pflegegrade (z. B. Pflege- und Dokumentationsvisiten, Interne Audits, Prozessaudits, Mitarbeitergespräche, Reflexionen von Begutachtungsverläufen und Begutachtungsergebnissen usw.)

☑ Änderungsbedarf innerhalb der Regelungen erkennen; Überarbeitung der Dokumente in Schnittstelle mit dem QMB

☑ Aufbereitung der Daten für die Managementbewertung

Überprüfung der Wirksamkeit der Schnittstellen der Bereiche Pflege und der Sozialen Betreuung und Beschäftigung und nach Bedarf Einleitung von Optimierungsmaßnahmen

Nachdem im neuen Pflegebedürftigkeitsbegriff bzw. NBA erfreulicherweise nun auch die Ebene der sozialen Kontakte, Beschäftigung, Teilnahme an Veranstaltungen usw. berücksichtigt wird, sind nun neben den Mitarbeitern aus der Pflege ebenso die Mitarbeiter aus der sozialen Betreuung und Beschäftigung am Einstufungsmanagement beteiligt. Damit dies optimal von statten gehen kann, sollten folgende Aspekte hinterfragt und nach Bedarf weiter optimiert werden:

➤ Schnittstellen Pflegekonzept – Konzept der sozialen Betreuung und Beschäftigung – zielgruppenspezifische Konzepte sowie der relevanten Regelungen zur Dokumentation

➤ Schnittstellen zwischen den Mitarbeitern der Pflege und der sozialen Betreuung und Beschäftigung (Wirksamkeit des Informationsaustauschen, z. B. im Rahmen von Besprechungen; Teilnahme an Fallbesprechungen; gemeinsame Bearbeitung und Evaluationen der Pflege- und Betreuungsdokumentationen usw.)

Sicherstellung der Kompetenz der Mitarbeiter durch Schulungen und praktische Anleitungen

Lenkung des Fortbildungsprozesses:
Fördern Sie systematisch die Kompetenz Ihrer Mitarbeiter zur Integration der NBA-Kriterien in die Pflege- und Betreuungsdokumentation; berücksichtigen Sie dabei übergeordnet folgende Schritte orientiert am PDCA-Zyklus:

1. Systematische Ermittlung des Fortbildungsbedarfs – stellen Sie sich folgende Fragen:

☑ Wo stehen die Mitarbeiter? Über welches Wissen verfügen sie bereits?

☑ Wie viele Schulungen sind in welchem Umfang notwendig?

☑ Bei welchen Berufsgruppen besteht Qualifizierungsbedarf (Führungskräfte, QMB, Pflegefachkräfte, Helfer, Mitarbeiter der sozialen Betreuung und Beschäftigung, Sozialdienst usw.)?

2. Prospektive Planung der Fortbildungen mit folgenden Inhalten:

☑ Schulungsthemen (z. B. Grundlagenwissen, praktische Umsetzung, Vorbereitung und Begleitung von Begutachtungen, überzeugende Gesprächsführung usw.)

☑ Hinterlegen eines konkreten Ziels der Schulung inklusive Erfolgsindikatoren zur Messung der Wirksamkeit des Praxistransfers durchgeführter Fortbildungen (mit welcher Methode/Instrument kann der Erfolg bewertet werden?)

☑ Teilnehmer, Dozent, Ort, interne oder externe Schulung, Fortbildungsumfang?

3. Durchführung der Fortbildungen

☑ Teilnehmerliste – Überprüfung, ob alle relevanten Berufsgruppen und Mitarbeiter an den Schulungen teilgenommen haben

4. Bewertung der Wirksamkeit der Fortbildungen

☑ Beurteilung der Wirksamkeit des Praxistransfers anhand der festgelegten Methoden/Instrumente im prospektiven Fortbildungsplan (z.B. durch die Auswertung der Ergebnisse von Pflege- und Dokumentationsvisiten, Internen Audits, Prozessaudits, Mitarbeitergesprächen, Reflexionen von Begutachtungsverläufen und Begutachtungsergebnissen usw.)

☑ nach Bedarf Einleitung von Folgemaßnahmen (z.B. Begleitung bzw. Einzelanleitungen von Mitarbeitern bei der Umsetzung der Schulungsinhalte; Wiederholungs-Schulungen, vertiefenden Schulungen, Mitarbeitergespräche, Fallbesprechungen usw.)

5. Aufrechterhaltung des Erfolgs

☑ Beurteilung der Wirksamkeit des Einstufungsmanagements der Pflegegrade durch Auswertungen der laufend eingesetzten Controllinginstrumente (z.B. Ergebnisse aus Pflege- und Dokumentationsvisiten, durch Mitarbeiterrückmeldungen und Ergebnissen aus Mitarbeitergesprächen sowie Fallbesprechungen; Ergebnissen aus der Reflexion der Begutachtungsverläufe und Begutachtungsergebnisse usw.); nach Bedarf Einleitung weiterer Optimierungsmaßnahmen

☑ Gesamtbewertung der Wirksamkeit des Einstufungsmanagements der Pflegegrade im Rahmen interner System- und Prozessaudits; nach Bedarf Einleitung weiterer Optimierungsmaßnahmen

☑ Gesamtauswertung der Wirksamkeit des Einstufungsmanagements der Pflegegrade im Rahmen der jährlichen Managementbewertung; nach Bedarf Einleitung weiterer Optimierungsmaßnahmen

☑ Aufnahme des Themas NBA/Pflegegrade in die prospektive Fortbildungsplanung als jährliche Pflichtschulung für alle relevanten Berufsgruppen

Aufbau und Inhalte der Schulungen:

Damit sich die relevanten NBA Aspekte aussagekräftig in den Pflege- und Betreuungsdokumentationen abbilden und somit die Grundlagen für angemessene Pflegegrade geschaffen sind, sollte der Schwerpunkt der Schulungen u.a. auf der Vermittlung und Vertiefung folgender Inhalte liegen:

➤ Grundlagen zum neuen Pflegebedürftigkeitsbegriff (§ 14 SGB XI) und den fünf Pflegegraden (§ 15 SGB XI) sowie dem Aufbau des NBA

➤ Bedeutung der Verrichtungen der einzelnen NBA-Module und deren Bewertungen sowie die aussagekräftige Darlegung bzw. Formulierung innerhalb der Pflege- und Betreuungsdokumentation;

➤ dabei insbesondere auch die Definitionen und Anwendung der Formen der Hilfe sowie der Fähigkeiten und Beeinträchtigungen der Selbstständigkeiten innerhalb der NBA-Verrichtungen und deren aussagekräftige Beschreibung gemäß der individuellen Situation des Kunden in der Pflege- und Betreuungsdokumentation

➤ Erkennen und Vermeiden der drei Kardinalfehler (gemäß Kapitel 11)

➤ Vorbereitung, Durchführung und Nachbereitung von Begutachtungen

➤ fachlich kompetente Gesprächsführung und überzeugende Argumentation in Begutachtungen

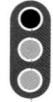

Erfolgreiche Umsetzung sicherstellen

Integration der NBA Aspekte in die Pflege- und Betreuungsdokumentationen Ihrer Kunden

Nach erfolgreichem Schaffen der Rahmenbedingungen geht es nun an die Überarbeitung der Pflege- und Betreuungsdokumentationen Ihrer Kunden:

> dies lenken Sie im Idealfall über wohnbereichs- bzw. tourenspezifische Maßnahmenpläne mit konkreten Festlegungen zu:

  ☑ Name des Kunden

  ☑ Name beauftragte(r) Mitarbeiter (Bezugspflegekraft und relevanter Mitarbeiter der sozialen Betreuung und Beschäftigung, ggf. Beauftragter für das Einstufungsmanagement in Pflegegrade)

  ☑ Starttermin

  ☑ Endtermin

  ☑ Statuskennzeichnung

  ☑ Ergebnisse der Bewertung der Wirksamkeit

  ☑ nach Bedarf Folgemaßnahmen

  ☑ Darlegung erfolgter Informationsübermittlungen

> nach der Bearbeitung erfolgt die übergeordnete Bewertung der Wirksamkeit der umgesetzten Maßnahmen, d.h. der Aussagekraft der überarbeiteten Pflege- und Betreuungsdokumentation, z.B. anhand von Pflege- und Dokumentationsvisiten, mit nach Bedarf Einleitung weiterer Optimierungsmaßnahmen

Nachhaltigkeit sicherstellen

Nutzung systematischer Methoden/Instrumente zur Aufrechthaltung des Erfolgs

Die Aufrechterhaltung des Erfolgs basiert zum einen auf einem transparenten, wirksamen Informationsaustausch, optimalen Schnittstellenregelungen und einer angemessenen Durchdringung (alle relevanten Mitarbeiter wissen „Bescheid") und zum anderen auf der Anwendung geeigneter Cobntrollingsysteme. D.h. um dauerhaften Erfolg in Bezug auf das Einstufungsmanagement in Pflegegrade sicherzustellen, muss die Wirksamkeit des Prozesses in festgelegten Intervallen überprüft werden, woraus sich bedarfsorientierte weitere Verbesserungsmaßnahmen ableiten (siehe Abschnitt 14.1 PDCA-Zyklus)

Contollingmethoden/-instrumente bezüglich der Beurteilung der Qualität der einzelnen Pflege- und Betreuungsdokumentationen:

> Auswertungen der Ergebnisse der Überprüfung der individuellen Pflege- und Betreuungsprozesse:

  ☑ Wirksamkeitsbewertungen der Pflege- und Betreuungsprozesse individuell beim einzelnen Kunden

  ☑ Durchführung und Auswertung von Pflege- und Dokumentationsvisiten beim einzelnen Kunden

  ☑ Wirksamkeit der Umsetzung von Maßnahmen resultierend aus individuellen Fallbesprechungen

  ☑ Reflexion und Auswertung des Begutachtungsverlaufs und des Begutachtungsergebnisses beim einzelnen Kunden

  usw.

Contollingmethoden/-instrumente bezüglich der Beurteilung des übergeordneten Prozesses zum Einstufungsmanagement in Pflegegrade:

➤ Gesamtauswertung der Ergebnisse aus dem Controlling, z. B. Gesamtergebnisse zu:

☑ Bewertungen der Wirksamkeit durchgeführter Schulungen/Transfersicherung

☑ Mitarbeiterbeurteilungen

☑ Pflege- und Dokumentationsvisiten

☑ internen Systemaudits und Prozessaudits

☑ Reflexionen und Auswertungen von Begutachtungsverläufen und Begutachtungsergebnissen

☑ Ergebnisse aus der Managementbewertung

Auf der Grundlage der Auswertungen erfolgt nach Bedarf die systematische Einleitung weiterer Optimierungsmaßnahmen (siehe Abschnitt 14.1)

Die Autorin

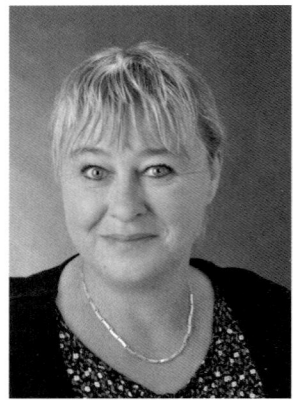

Nicole Franke – Jahrgang 1969

Die Autorin absolvierte die Ausbildung zur staatlich anerkannten Altenpflegerin. Nach einer Weiterbildung zur Lehrerin für Pflegeberufe, war Nicole Franke sieben Jahre als Lehrerin an Fachschulen für Altenpflege tätig, darunter auch in leitender Position als stellvertretende Schulleiterin. Im Jahr 2000 machte sich die Autorin selbstständig und ist seit dem freiberuflich tätig. Es erfolgten Veröffentlichungen in Form von Artikelreihen in der Fachzeitschrift CAREkonkret, Vincentz Network, zum Themenschwerpunkt „Pflegestufenmanagement" und in der EQ ZERT-Zeitschrift „ZERTIFIZIERUNG aktuell" zum Thema „Risikomanagement".

Die Autorin verfügt aktuell über die nachfolgenden beruflichen Qualifikationen bzw. Anerkennungen:

Berufliche Qualifikationen:

- staatliche anerkannte Altenpflegerin
- Lehrerin für Pflegeberufe
- Qualitätsmanagerin und TQM-Auditorin®
- bgw-qu.int.as MAAS-Auditorin – BGW-Ad (020-02-07)-MAAS-BGW
  (Auditorin für integrierte Arbeitsschutzmanagementsysteme)
- Fachkraft für Arbeitssicherheit
- AZAV-Auditorin – Träger- und Maßnahmenzulassungen von Bildungseinrichtungen

Anerkennungen und Tätigkeitsbereiche:

- Unabhängige gerichtliche Sachverständige an verschiedenen Sozialgerichten (§§ 14, 15 SGB XI)
- von EQ ZERT anerkannte Schulungsträgerin für Qualitätsmanagement
- Dozentin in Fort- und Weiterbildungsinstituten
- Seminare und Beratungen

Schwerpunkte der Tätigkeiten liegen aktuell in folgenden Bereichen:

Pflegestufenmanagement und NBA:

- Unabhängige gerichtliche Sachverständige an verschiedenen Sozialgerichten (§§ 14, 15 SGB XI) – richterlich beauftragte Gutachtenserstellungen hinsichtlich Pflegestufen
- Fortbildungen in Einrichtungen der stationären und ambulanten Alten- und Behindertenhilfe sowie in Akademien zu Themen des Pflegestufenmanagements und *„NBA und Pflegegrade – das Seminar zum Buch"*
- Beratungen von Einrichtungen der stationären und ambulanten Alten- und Behindertenhilfe zu Themen der Optimierung des Pflegestufenmanagements und Einführung des NBA

Freie Mitarbeiterin EQ ZERT – Europäisches Institut zur Zertifizierung von Managementsystemen und Personal:

- Auditorin (DIN EN ISO 9001; Qualitätssiegel Pflegemanagement, Diakonie-Siegel Pflege, MAAS-BGW, AZAV Träger- und Maßnahmenzulassung, DEGEMD, FVS)
- Mitglied des Prüfungsausschusses bei Zertifizierungen von QM-Fachpersonal
- Mitglied im Zertifizierungsgremium für Qualitätsmanagementsysteme
- Seminare für QM-Fachpersonal mit Möglichkeit der anschließenden Personalzertifizierung (Qualitätsbeauftragte, Qualitätsmanager und Qualitätsauditoren)

Weitere Schwerpunkte:

- Seminare zu allen Themen des Qualitätsmanagements
- Beratungen zur Implementierung von Qualitätsmanagementsystemen und Arbeitsschutzmanagementsystemen auf der Basis DIN EN ISO 9001; Qualitätssiegel Pflegemanagement, Diakonie-Siegel Pflege, MAAS-BGW und AZAV Träger- und Maßnahmenzulassung
- Seminare und Beratungen zu allen Themen der Expertenstandards
- Durchführung interner Audits auf den Grundlagen DIN EN ISO 9001; Qualitätssiegel Pflegemanagement, MAAS-BGW und AZAV Träger- und Maßnahmenzulassung
- Beratungen und Unterstützung bei der Bearbeitung und Umsetzung von Optimierungsmaßnahmen resultierend aus Audits, sowie Prüfungen durch den MDK und die Heimaufsicht

Über Ihren Besuch auf meiner Homepage **www.pflege-fortbildung.com** würde ich mich sehr freuen

Ihre Nicole Franke

... zum Thema „Soziale Begleitung"

Unser Tipp

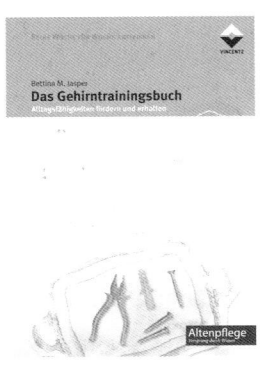

Das Gehirntrainingsbuch
Alltagsfähigkeiten fördern und erhalten
Bettina M. Jasper

Gehirntraining hält die grauen Zellen auf Trab. In 52 Praxiseinheiten stellt Bettina M. Jasper Übungen vor, die Freude bereiten. Für jede Woche des Jahres steht ein neues Übungsthema bereit. Von Wald und Flur bis Essen und Trinken. Wählen Sie zwischen verschiedensten Übungsideen, Wortsammlungen, Impulsfragen und Assoziationsübungen.

2015, 136 Seiten, kart., Format: DIN A4,
ISBN 978-3-86630-415-4, Best.-Nr. 792

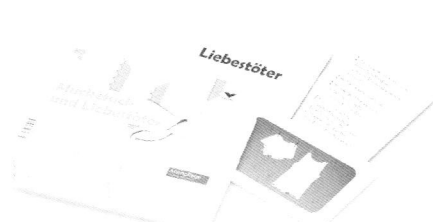

Muckefuck und Liebestöter
Das waren noch Zeiten! Rund um alte Begriffe und Gegenstände
Andrea Friese

Welches Wäschestück bedeckte früher die Oberschenkel? Richtig, die lange Unterhose, scherzhaft auch Liebestöter genannt.

Starten Sie mit diesem Spiel in biografische Erinnerungsrunden: denn Senioren erraten mit viel Freude Begriffe, die in ihrer Jugend zum täglichen Leben gehörten. Das ideale Gedächtnistraining für unterschiedlich fitte Teilnehmer, für Einzel- und Gruppenbetreuung.

2015, 108 Karten zu 54 Begriffen, Spielanleitung,
ISBN 978-3-86630-426-0, Best.-Nr. 802

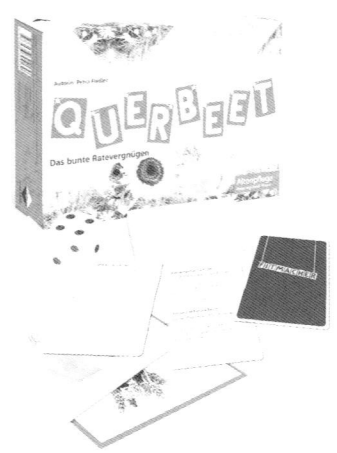

Querbeet
Das bunte Ratevergnügen
Petra Fiedler

Spielen Sie sich kreuz und quer durch die Sammlung der beliebtesten Aktivierungsideen. Mit Reimaufgaben, Wortspielen, Stadt-Land-Fluss-Aktionen, Kuddelmuddelbegriffen, die zu berichtigen sind. Neben dem Gedächtnistraining sorgen Fitmacher-Aufgaben für Auflockerung.

2015, Karton, Kurzspielanleitung, 170 Spielkarten,
20 Fitmacherkarten, 9 Bildkarten, 1 Würfel
ISBN 978-3-86630-413-0, Best.-Nr. 796

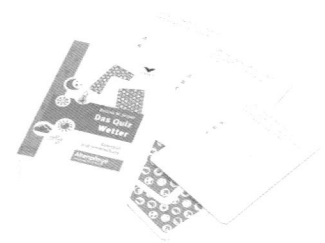

Das Quiz – Wetter
Ratespaß und Unterhaltung
Bettina M. Jasper

Haben Sie Spaß, testen Sie Ihr Wissen! Wo geht morgens die Sonne auf? Mit welchem Gerät bestimmt man den Luftdruck?

In 50 Quizfragen dreht sich hier alles um das Thema Wetter. Ob zu zweit oder in geselliger Runde, mit diesem Kartenset stellt sich schnell ein „Wer-wird-Millionär-Feeling" ein. Bestellen Sie gleich Ihr Kartenset. Denn gemeinsam Spielen macht Spaß!

2015, Kartenset mit 50 Quizfragen,
ISBN 978-3-86630-394-2, Best.-Nr. 778

Jetzt bestellen!

Vincentz Network GmbH & Co. KG · Bücherdienst · Postfach 6247 · 30062 Hannover
T +49 511 9910-033 · F +49 511 9910-029 · www.altenpflege-online.net/shop